# TRAITEMENT

## DES

# MALADIES DES YEUX.

※

« Le génie curieux, impatient, toujours à l'étroit dans
« le cercle des connaissances acquises, soupçonne quel-
« que chose de plus que ce qu'on sait ; agité par le senti-
« ment qui le presse, il se tourmente, entreprend,
« s'agrandit ; et rompant enfin la barrière du préjugé, il
« s'élance au delà des bornes connues.

« Beaumarchais ».

LYON.

**IMPRIMERIE DE LOUIS PERRIN,**

RUE D'AMBOISE, N. 6.

# Traitement

## *Interne & Rationnel*

### DE LA

## CATARACTE,

### DE PLUSIEURS

## MALADIES DES YEUX

### ET DES

## DOULEURS RHUMATISMALES,

### Par

## F. VULLIEL,

Docteur en médecine et Pharmacien de l'Ecole spéciale
de Pharmacie de Montpellier.

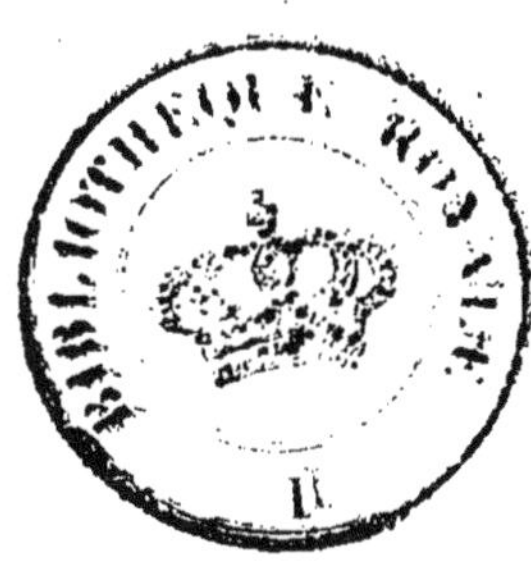

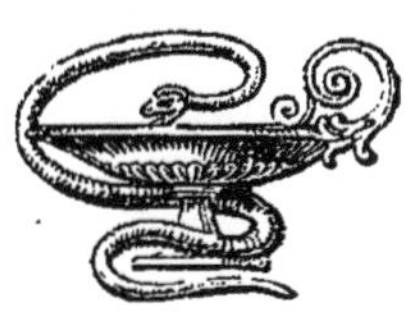

## LYON.

LOUIS BABEUF, RUE SAINT-DOMINIQUE, 2.

## PARIS.

JUST ROUVIER, RUE DE L'ÉCOLE DE MÉDECINE, 8.

---

## 1833.

A Messieurs


Jean Moine et Burdet.


Mes Amis,


L'amitié est fondée sur l'estime et la reconnaissance : c'est dire que je vous aime de toutes les
facultés de mon ame.

*A Messieurs*

*Dupasquier, Chapeau, Barangear,*

*et Dubouchet,*

*Docteurs en Médecine, à Lyon.*

Vous qui avez été mes compétiteurs dans un con-
cours pour le titre de médecin de l'Hôtel-Dieu de
Lyon, recevez l'hommage de ce faible travail. Puisse-
t-il justifier un peu la hardiesse que j'ai eue d'entrer
en lice avec vous !

# Avant-Propos.

✻

Voulant présenter une masse de faits, étayés de l'expérience et de la sanction du temps, à l'investigation de la médecine, nous avons dû différer l'impression de ce mémoire ; et nous ne l'aurions même pas encore livré à la presse, afin de lui donner plus de développement, si, d'une part, nous n'avions pas été contraint par le désir de faire jouir plus tôt l'humanité de notre médication, et, de l'autre, ayant déja fait connaître quelques points principaux de cette nouvelle théorie, il y avait à redouter qu'on donnât une fausse direction à ce traitement.

Nous n'avons pas été influencé par la crainte de perdre la priorité qui nous est acquise par le grand nombre de malades que nous avons guéris, soit de

la cataracte et de plusieurs maladies des yeux ,
soit de l'affection rhumatismale , et par trois observations qui constatent ce succès du traitement interne de trois personnes atteintes de la cataracte ,
et que nous avons fait insérer dans le numéro du
12 mai 1830 du journal de *la Clynique*, annales
de médecine universelle. Ces observations seront
rapportées plus bas avec le jugement du rédacteur
de ce journal.

Il est essentiel aussi qu'une semblable médication soit confiée à de véritables médecins, et non
à des empiriques, qui profanent un titre honorable
en fesant afficher leurs *merveilleuses* cures , tantôt dans les journaux, tantôt en colportant des car-
tes et des placards. Quand serons-nous débarrassés
de cette teigne *médicale* par une organisation nouvelle en médecine , si hautement demandée pour
l'honneur de la science , aussi bien que dans l'intérêt de la société ? (1)

(1) Cette nouvelle loi sur l'exercice de l'art de guérir en
général, est vivement désirée , à cause des abus qui existent en pharmacie. Le nombre des pharmaciens , des her-
boristes , des droguistes , des épiciers , des confiseurs et
des marchands de toute espèce qui vendent des remèdes ,
va toujours croissant, au point que les premiers qui devraient être les seuls aptes , selon l'expression de la loi ,
à fournir les médicaments d'après les seules prescriptions
des docteurs en médecine , sont obligés, la plupart, pour
*vivre*, d'avoir des remèdes secrets dans leurs officines , de
faire afficher, placarder et insérer dans les journaux la
vertu de leurs prétendus arcanes. Comment veut-on, dans

Nous donnerons plus tard un ouvrage plus complet sur notre nouvelle théorie, à l'aide de laquelle on pourra obtenir la cure de certaines maladies qui ont résisté aux efforts de l'art, malgré le zèle et le talent des praticiens les plus distingués : nous avons le bonheur de compter plusieurs guérisons de ce genre ; de ce nombre sont la cataracte, l'ophthalmie scrofuleuse, presque toutes les maladies qui affectent l'organe de la vue, le rhumatisme, les ulcères de mauvaise nature, etc. Ce que nous avançons paraîtra moins douteux dès que les hommes de l'art auront lu notre travail, et médité les conséquences de notre médecine pratique, qui est en grande partie fondée sur un régime approprié à la position de chaque malade. Des contradicteurs se sont élevés contre notre doctrine, toute simple qu'elle est, quand on l'envisage de près, avec l'attention que demande une pareille matière. Il y a des personnes qui, soit par paresse (car il est plus facile de nier que de se donner la peine d'étudier), soit par défaut d'instruction, repoussent tout ce qui est nouveau, sans le moindre examen, quelque bons que soient les résultats ; d'autres, par spécu-

l'état des choses actuelles, qu'on puisse compter sur l'efficacité d'une préparation importante ? C'est pourquoi souvent les médecins se voient dans l'obligation de faire préparer les remèdes sous leurs yeux, quand ils en sont capables, ou d'indiquer le pharmacien chez lequel il faut s'adresser pour certains médicaments qui perdent de leur valeur en vieillissant, ou dont leur préparation exige de grands frais.

12

lation, blâment ceux qui consacrent leur temps à la recherche d'une vérité utile. Mais les uns et les autres manquent leur but ; ces détracteurs sont comme l'ombre qui suit un corps éclairé ; leurs efforts ne servent qu'à donner plus d'éclat à la lumière qu'ils voudraient éteindre. Heureusement que les véritables médecins font justice de cette dangereuse obstination ! Que n'a-t-on pas dit contre la vaccine ? Mais la malveillance et l'impéritie ont échoué contre ce bienfait précieux, et c'est à lui que l'on doit l'amélioration de l'espèce humaine et la diminution de la mortalité, quoi qu'en disent les *bonnes gens* qui voudraient faire rétrograder notre siècle, dont la marche rapide vers la perfectibilité ne peut être interrompue (1). Le traitement interne et spécial de la cataracte que nous avons adopté, a fait assez de bruit pour nous mériter des partisans et des antagonistes ; ceux-ci se réunissent aux premiers, quand ils veulent examiner les faits et qu'ils sont de bonne foi. Et comme nous devons au public un compte exact de nos actions pour arriver aux résultats que nous avons eu le bonheur d'obtenir dans la cure de la cataracte, nous dirons que si nous avons mis quelque mystère dans notre traitement, c'est que les hommes sont portés vers le merveilleux ; et il s'agissait de capter leur con-

---

(1) Mais c'est à tort qu'on se fâche contre les opposants aux nouveautés ; ils sont les archivistes du passé, et il faut souvent leur controverse pour donner à une découverte toute sa valeur.

fiance, condition indispensable à la réussite d'un traitement quelconque. Si vous ne laissez pas au malade l'espoir du succès, le découragement s'empare de lui, il apporte de la négligence dans l'observance des prescriptions, son moral s'affecte, et bientôt la maladie qu'on prétend combattre, loin de marcher vers la guérison, s'aggrave. Nous n'avons point été fâché, dans l'intérêt des malades confiés à nos soins, des bruits qui ont couru sur notre compte, et qui fesaient croire aux uns qu'on nous avait donné une recette pour guérir la cataracte sans opération, à d'autres que nous l'avions achetée d'un Chinois, d'un Russe, ou d'un agent politique, etc. Nous n'aurions pas voulu cependant que ces bruits s'accrussent trop, parce que la malveillance aurait pu s'en saisir pour détourner la confiance illimitée dont nous avons besoin pour la réussite du traitement interne de la cataracte.

Nous ne pouvons passer sous silence la noble conduite de nos collègues : ils ont tous mis de l'empressement à seconder notre entreprise, qu'ils ont trouvée, à la vérité, très hardie, sans toutefois nous en dissimuler les difficultés. Aussi sommes nous de plus en plus persuadé de leur bienveillance à notre égard, certain du bon esprit qui les anime, et assuré d'ailleurs par les observations que nous avons faites, pendant plus de douze ans de médecine pratique dans Lyon, que cette grande cité, la seconde ville de France sous tous les rapports, renferme dans son sein une bonne partie de l'élite de la médecine française, et qu'on peut présager d'a-

vance à ses habitants, dont l'industrie est merveilleuse, que leur École secondaire, qui est encore
dans l'enfance, quoique déja célèbre, deviendra
une des premières du monde, puisque tous les
éléments d'une instruction solide s'y trouvent, et
que l'autorité et l'administration des hôpitaux ap-
pellent de tous leurs vœux le succès de cette œuvre
éminemment utile.

Quant aux hommes qui ne croient pas à la médecine, qui s'imaginent qu'elle n'est que conjectu-
rale, ou qui n'ont pas assez de connaissances pour
y croire, je leur répondrai que depuis Hippocrate
on dit : « La médecine guérit quelquefois, soulage
« souvent, et console toujours »; ou bien encore je
laisserai parler Volney : « Dire, comme on l'entend
« tous les jours, qu'en médecine tout est hasard
« et conjecture, cela est un travers d'autant plus
« bizarre, que l'on commence par déclarer qu'on
« n'y entend rien : or, comment juger de ce que
« l'on ignore ? »

Que si des hommes de l'art (1), après avoir pris
connaissance de notre méthode de guérison de la
cataracte, n'obtiennent pas des succès aussi efficaces
que nous, qu'ils n'en soient pas surpris, qu'ils ne
nous accusent pas d'avoir omis quelques détails im-
portants sur cette nouvelle médication, et de nous
être réservé quelques petites particularités néces-
saires à la cure de cette maladie, afin de conserver

(1) Quel est l'homme qui, s'occupant avec inspiration
d'un art, et surtout en médecine, dont les principes ne

par là le monopole du traitement de cette affection.

Nous en appellerons à l'attention du praticien, qui, souvent, serait bien embarrassé d'expliquer comment il a triomphé d'une maladie ; quelquefois le conseil judicieux du moment lèvera un obstacle qu'on n'aurait jamais pu prévoir. Mais ce qui nous console de cet injuste soupçon qu'on pourrait faire peser sur nous, c'est que nous aimons à penser que les savants qui s'occuperont de notre nouvelle doctrine médicale, ne manqueront pas de la perfectionner, d'aller plus avant dans cette nouvelle voie, que nous n'avons fait qu'indiquer, et où nous n'avons pu placer que quelques jalons ; alors la pureté de nos sentiments sera par là mise à découvert.

On nous fera peut-être le reproche d'avoir confondu plusieurs maladies dont le traitement ne saurait être le même sous plusieurs rapports. Comment se fait-il, nous dira-t-on, que les affections rhumatismales, les ophthalmies, la cataracte et d'autres maladies de l'œil, etc., exigent un traitement analogue ? D'abord il n'est pas rare de trouver des malades atteints de cataracte, affectés en même temps d'une autre maladie d'yeux ; et le plus grand nombre des cataractés ont été ou sont en proie à des douleurs rhumatismales ; ensuite

sont pas posés d'une manière invariable; quel est l'homme, disons-nous, qui peut donner sa pensée tout entière ? Les artistes habiles peuvent-ils tout dire ?

nous alléguerons que la cure de toute maladie ne peut s'opérer , dans un grand nombre de cas , qu'autant qu'on possède la connaissance du traitement de toutes les affections qui peuvent la compliquer , outre qu'il est extrêmement rare qu'il n'y ait qu'un seul organe de malade. Il faut encore dire qu'un état pathologique détermine souvent des phénomènes morbides qui sont loin d'avoir le même aspect, et qui frappent plusieurs organes à la fois. Il n'est donc pas étonnant que la cause qui produit la cataracte donne lieu quelquefois au développement d'une affection rhumatismale, d'une ophthalmie, d'une amaurose , etc., etc. Et si ces diverses maladies reconnaissent la même cause , ne doit-on pas leur opposer un traitement analogue , à quelques modifications près ? Du reste , rien n'est absolu en médecine. Mais ne perdons pas de vue que nous n'écrivons que pour les médecins , et que toutes ces explications deviennent aussi fastidieuses qu'inutiles pour le praticien habile.

Les trois Observations insérées dans le journal de *la Clynique*, annales de médecine universelle, dans le numéro du 12 mai 1830, prendront naturellement place à la suite de cet avertissement, et serviront de pièces à l'appui , constatant la priorité ( 1 ).

(1) Le Rédacteur du journal de *la Clinique* , annales de médecine universelle, ne nous a pas nommé en rapportant nos Observations, attendu la note qui s'y trouve jointe, et par la raison aussi que nous ne fesions pas connaître le médicaments que nous avions employés, ni la théorie du traitement.

# OBSERVATIONS

## DE CATARACTES GUÉRIES PAR UN TRAITEMENT NON CHIRURGICAL,

### PAR UN MÉDECIN DE LYON.

—

*Première Observation.* — Madame C. , d'un tempérament lymphatique , âgée de soixante ans, demeurant rue Roger, s'était toujours bien portée jusqu'à l'âge de trente-six ans, époque à laquelle ( il y a vingt - quatre ans ) elle fut atteinte d'un rhumatisme musculaire qui avait son siége sur le membre inférieur gauche , et occupait tantôt la jambe, tantôt la cuisse ; à cette maladie, deux mois après , succéda une céphalalgie qui n'a cessé de tourmenter la malade jusqu'au 25 novembre 1829 , malgré divers traitements mis en usage pour la combattre. Ce ne fut qu'à cette dernière époque que M^me C. se présenta chez moi pour se faire guérir d'une cécité produite par la cataracte, ayant appris que je connaissais un traitement pour détruire cette maladie sans opération. Elle fut donc le jour même et les suivants soumise à la médication suivante :

Je lui fesais avaler , matin et soir, une verrée d'eau dans laquelle j'étendais trois cuillerées à bouche d'un sirop dépuratif composé de différentes substances médicinales bien connues , mais dont je ne puis pas encore donner la formule , pour conserver la priorité de ce traitement (1). J'aidais ce moyen d'un collyre dont, pour les mêmes motifs, je regrette de ne pouvoir donner la composition; mais aussitôt que la priorité me sera acquise, par un grand nombre de cures, je m'empresserai de publier cette précieuse découverte, qui doit suppléer à tout autre traitement de la cataracte, et surtout à l'opération, qui m'a toujours paru, si non illusoire, au moins chancheuse et souvent funeste.

Après trois jours de ce traitement, la malade commença à éprouver une amélioration dans tout son être : la céphalalgie n'était plus aussi intense; les muscles des paupières se contractaient avec moins de gêne; l'œil gauche, qui était plus malade, n'avait éprouvé aucun changement, mais le droit avait son crystallin moins opaque, puisque la malade apercevait encore un peu la clarté du jour; ce qui ne lui était pas arrivé depuis six mois. Elle a continué pendant trois mois cette médication, qui lui a procuré progressivement la vue, de telle sorte qu'aujourd'hui elle lit un ouvrage de la plus mauvaise typographie, tel que l'*Almanach boiteux*, ses yeux étant dans leur intégrité parfaite.

Monsieur Gensoul, chirurgien major de l'Hôtel-Dieu de Lyon, dont le mérite est connu, avait vu

(1) Nous consentons à publier ces observations, en déclarant que si leur auteur ne fesait pas connaître son traitement, suivant la promesse dont nous prenons acte, nous nous croirions obligés de nous élever contre lui, et nous en prenons l'engagement.

( Note du Rédacteur. )

la malade avant sa guérison ; il devait même l'opérer.

*Deuxième Observation.* —M<sup>me</sup> M***, d'un tempérament sanguin, âgée de cinquante-huit ans, demeurant rue Belle-Cordière, n° 6, ayant les yeux cataractés au point de ne pouvoir pas se conduire seule, est venue réclamer mes soins pour cette affection, le 10 janvier 1830. Dès ce jour je l'ai soumise au même traitement que j'ai fait suivre à M<sup>me</sup> C.; le succès n'a point tardé à se manifester, quoique moins promptement, bien que la maladie fût arrivée spontanément à l'époque du grand incendie de la rue Belle-Cordière, le 13 août 1829, et par conséquent moins ancienne que celle de l'observation précédente.

Au bout de six jours, les paupières obéissaient plus facilement à la volonté de la malade, c'est-à-dire qu'elle éprouvait moins de difficulté à les relever, phénomène qui précède toujours l'amendement qui doit survenir toutes les fois que la vue s'améliore par un traitement quelconque à la suite d'une maladie.

Quinze jours après, la malade distinguait le jour d'avec la nuit ; au vingtième jour, elle voyait les objets sans pouvoir indiquer leur forme, et, après un mois et demi de mon traitement, l'œil droit, qui était le moins malade, n'était presque plus cataracté, et maintenant, 23 avril 1830, quoiqu'on aperçoive encore l'opacité du crystallin de l'œil gauche seulement, M<sup>me</sup> M*** voit, à ce qu'elle dit, parfaitement. Je ne doute point que si, comme je le lui recommande , elle continue ma médication ; elle ne recouvre la vue tout-à-fait. Une chose remarquable dans le cours de ce traitement , c'est que tous les malades sont très satisfaits et ne sont jamais incommodés du traitement que je leur prescris.

Je joins ordinairement à cette médication une boisson émolliente , qu'on prend par verrées dans le courant du jour , et un régime convenable.

*Troisième Observation.* — M. C*** , rue Bourchanin , n° 10 , d'un tempérament sanguin , âgé de quarante-sept ans , aveuglé par la cataracte depuis deux ans sans cause connue , voyant encore un peu de l'œil droit, dont le crystallin n'était pas tout-à-fait opaque , ayant appris que je guérissais cette maladie sans opération , est venu me prier de lui faire suivre mon traitement. Il était désespéré ; j'ai eu toutes les peines du monde à le rassurer.

Le 14 février 1830 , il est entré en traitement; mais le succès fut si prompt que moi-même , malgré que je ne doutasse point de la réussite , j'en fus surpris. Depuis le quatrième jour , l'amélioration s'est manifestée dans une progression qui me fesait même craindre une ophthalmie ; ce qui , grace aux lotions d'eau froide sur les yeux et aux boissons émollientes , n'est pas arrivé. Maintenant il est guéri; ses yeux sont dans toute leur intégrité. Je donnerai encore trente ou quarante observations de malades qui sont maintenant en traitement et qui vont tous on ne peut mieux ; je n'ai pas encore rencontré une cataracte qui ait résisté à ma médication.

Trois raisons majeures militent en faveur de
mon traitement : la première , qu'on ne peut contester, c'est que l'opération ne peut et ne doit être
faite que lorsque le malade ne voit plus pour se
conduire ; la deuxième , qui n'est pas la moindre ,
c'est que l'opération n'a pas des résultats certains ;
et la troisième enfin , qui est aussi évidente pour
le moins que les deux autres , c'est que le malade,
dans le cas où l'opération réussit le mieux , ne recouvre pas la vue entièrement, et ce bienfait est
de peu de durée. Quel est l'homme de l'art qui osera
mettre en parallèle les chances de l'opération avec
un traitement fort doux dont le succès est certain?
J'ose donc assurer que bientôt, autant que la pré-
vision humaine , basée sur une saine doctrine médicale , peut nous faire présager un résultat avantageux , la cataracte sera considérée comme une
affection légère qu'un médecin instruit pourra non
seulement prévenir , mais encore détruire , dans
le cas où le malade y aurait apporté de la négligence.

La plupart des hommes de l'art ne se sont pas
occupés des affections dont les yeux peuvent être
atteints , par la seule crainte de se voir confondus
avec les divers charlatans qui prennent la dénomination d'oculistes , sans aucun titre d'ailleurs.

La même raison, quoique basée sur les préjugés
des temps qui n'appartiennent plus à notre siècle,
malgré les efforts de l'ignorance , de la mauvaise
foi et du fanatisme, a détourné plusieurs docteurs
en médecine , dans diverses circonstances , de di-

riger leur attention sur une seule maladie. Mais aujourd'hui que la médecine et la chirurgie ne sont qu'une même science, qu'on ne peut être ni bon médecin, ni bon chirurgien sans avoir une connaissance approfondie de ces parties de l'art de guérir, on ne doit pas craindre d'entreprendre une pareille œuvre.

On n'ignore pas qu'il y a encore des hommes de mérite, l'honneur de la médecine, qui ne partagent pas tout-à-fait cette opinion : Baumes, dont la tombe est à peine fermée, et dont l'Europe porte encore le deuil, pensait que, dans l'intérêt de l'humanité, la chirurgie et la médecine auraient dû être exercées séparément, bien qu'il convînt que l'on ne dût pas séparer ces deux branches de la science. L'amour-propre des médecins est d'autant plus grand, qu'ils sont constamment en butte aux propos des personnes qui s'avisent de les juger sans y être aptes, qu'ils cherchent toujours à éviter le ridicule qu'on pourrait déverser sur eux : aussi dit-on généralement que les médecins sont d'une grande susceptibilité. Cette influence engendre les petites jalousies, auxquelles les hommes de mérite ne s'arrêtent pas; mais ils n'en sont pas moins un peu fatigués, vu leur état nerveux, produit par le travail et l'application à des études profondes.

Nous ne mentionnerons d'abord qu'une seule affection des yeux, celle de la cataracte, contre laquelle, jusqu'à présent, on n'avait dirigé aucun traitement *prophylactique* ni curatif. Il est bien étonnant que personne jusqu'à présent n'ait songé au traitement interne de cette maladie ; quant à nous, nous allons dire comment cette idée nous est venue, et dans quelle circonstance : c'est à une leçon de M. Janson (1) faisant un cours de chirurgie. Ce professeur distingué de l'École secondaire de Lyon, dont la logique est si claire, qui s'est toujours fait remarquer par son éloquence, nous parlait des divers procédés opératoires avec entraînement ; il venait d'avoir un succès peut-être inouï dans les fastes de la médecine, sur vingt-une personnes qu'il avait opérées de la cataracte, soit par abaissement, soit par extraction.

Avec sa franchise ordinaire, il nous fit voir (aux elèves), en nous le démontrant avec une précision vraiment mathématique, combien les résultats de l'opération de la cataracte sont peu avantageux quel que soit le procédé qu'on ait mis en usage pour opérer le malade.

Autant que nous pouvons nous rappeler ses expressions, les voici (2) :

« Quel que soit le succès de l'opération de la

(1) C'était en 1819 ou 1820, autant que nous pouvons en conserver le souvenir. Cet habile chirurgien opéra vingt-un individus en notre présence (des élèves), et dix-neuf recouvrèrent, sinon la vue, au moins une clarté assez grande pour se passer de guide. Aussi l'enthousiasme de M. Janson était-il à son comble.

(2) Il y a douze ans environ que nous avons assisté à cette leçon ; ainsi l'on nous pardonnera si nous ne reproduisons pas littéralement les paroles de M. Janson.

« cataracte , Messieurs, souvenez - vous que l'œil ,
« par cette opération , est privé d'une partie essen-
« tielle à son organisation , puisqu'elle est placée
« par la nature , qui n'a rien créé inutilement ; je
« veux parler du crystallin , qui sert de réfracteur
« à la lumière , fonction qui conserve l'œil et l'em-
« pêche de s'user aussi promptement, si je puis
« m'exprimer ainsi. C'est pourquoi les personnes
« qui ont été opérées , dans les cas les plus heu-
« reux, n'y voient jamais bien , ne conservent ce
« bienfait illusoire de l'opération que fort peu de
« temps , et ne tardent pas d'être atteintes d'une
« cécité complète. »

Pénétré de ce que cet habile professeur venait de
nous dire , et entrevoyant l'espoir de faire faire un
pas à l'art de guérir ; tout en continuant nos études
de médecine , nous cherchâmes les moyens les plus
prompts d'arriver à ce résultat : combattre avec succès les maladies des yeux , soustraire à la cécité
un grand nombre de malheureux , rendre un service signalé à la science : telles étaient les réflexions
auxquelles nous étions livrés et que nous ne pou-
vions plus chasser de notre imagination.

Installé à Montpellier, séjour de la philosophie
et de la science , après avoir pris rang parmi les
élèves, nous fûmes bientôt convaincu que tous les
professeurs justifiaient par leur mérite la haute réputation dont cette faculté jouit depuis des siècles.

Ce qui rend les sciences médicales tout-à-fait fa-
milières dans cette école , c'est que les professeurs
regardent tous les élèves comme leurs amis , et

leur communiquent avec cordialité tout le fruit de leurs longues méditations.

En suivant la clinique de M. Delpech, nous acquîmes la certitude qu'il nous accorderait un instant d'attention sur l'objet de la sollicitude qui nous tourmentait, de pouvoir guérir la cataracte sans opération, ou au moins arrêter les progrès du mal et empêcher par là l'aveuglement. Nous eûmes la hardiesse de soumettre quelques réflexions à M. Delpech, dans une conversation particulière que le professeur voulut bien nous accorder. Il nous semble, disions-nous, qu'on pourait considérer l'opacité du crystallin comme un engorgement lymphatique, et rendre au crystallin sa transparence, en fesant suivre au malade un traitement fortifiant, ou tout autre, etc. Pensez-y, Monsieur Delpech, c'est une nouvelle méthode à adopter dans le traitement de la cataracte qui remplacerait l'opération, dont les résultats sont loin de satisfaire l'homme de l'art.

Ce professeur célèbre parut frappé comme d'un trait de lumière, et animé d'un sentiment presque prophétique; il nous dit : « Vous « êtes jeune, vous avez le temps de recueillir, « de rassembler et de comparer d'immenses ma- « tériaux; nourrissez votre pensée de tous les faits « qui vous feront compléter un jour votre décou- « verte : votre pensée est heureuse; allez à la re- « cherche des cataractés, appliquez-vous à réunir « tous les symptômes qui accompagnent cette « maladie; étudiez le genre de vie de vos malades,

« leurs habitudes , leur profession , leur âge, etc. ;
« prenez une connaissance exacte des relations
« morales et physiques : lorsque vous en aurez
« établi les rapports et la connexion, votre juge-
« ment sera fixé. » Dès lors toutes nos études ne
furent que secondaires , ou plutôt devînrent-elles
naturellement la conséquence de cette recherche.
Nous pouvons affirmer aussi que , depuis cette
époque , aucun jour ne s'est passé sans qu'un
fait nouveau ne soit venu ajouter aux documents
déja recueillis.

De retour à Lyon , toujours poursuivi par le
pressentiment que nous parviendrions à guérir la
cataracte sans aucune opération chirurgicale , en
approfondissant avec attention les pensées sur cette
matière qui venaient en foule envahir toutes nos
idées , nous cherchâmes à réaliser ce projet.

On pouvait espérer d'atteindre le but que nous
nous étions proposé en allant d'abord à la recherche
des cas où , par une médication empirique , on
était parvenu à enrayer la maladie , et même à
l'empêcher de se développer.

On sait que presque tous les praticiens ont obtenu des résultats de ce genre. M. Dupuy, de
Sainte-Julie , médecin éclairé de Lyon , a observé
sans s'en rendre compte des malades affectés de cataracte qui ont éprouvé quelque amendement dans
leur vue , à la suite de certaines circonstances de
leur genre de vie, ou dans le traitement d'une
autre maladie. On pense bien que nous avons reçu
de lui , avec une bonté vraiment amicale , tous les

renseignements désirables, jusque dans leurs détails les plus minutieux, ayant été nous-même favorisé par le sort, que M. Dupuy ait été un observateur attentif, et qu'il ait eu pour nous une obligeance dont il y a très peu d'exemples ; nous nous plaisons ici à lui en témoigner publiquement notre reconnaissance. Nous n'avons pas tardé de profiter de ses judicieuses remarques.

Si nous avons eû quelques succès, loin de vouloir nous en glorifier, on ne doit l'attribuer qu'aux efforts constants dirigés vers un même but, devenu depuis long-temps l'objet de notre attention. Notre position a été celle d'un voyageur qui, explorant les régions (1) qui s'offrent à son passage, découvre une substance utile à l'homme, telle qu'un nouveau métal, une plante ignorée ; de même notre excursion nous a fait rencontrer les éléments de la nouvelle médication contre la cataracte. Nous ne nous dissimulons pas le peu que nous avons fait, mais nous serons heureux et notre tâche sera remplie si, en proclamant les résultats que nous avons signalés, les moyens dont nous avons fait usage, notre conduite peut engager quelques médecins à vérifier nos travaux et à agrandir ainsi le domaine de la science.

On assignera, autant qu'on est susceptible de le faire, ou du moins nous nous efforcerons d'indiquer, par analogie, les terrains qu'on pourra dé-

______

(1) M. Decandolle, dans un cours de botanique, fesant la *Topographie de l'Univers*, l'a divisé en dix-sept régions.

fricher avec le plus de fruit. Nous sommes d'avance convaincu que les guérisons obtenues par notre traitement, doivent nous faire incessamment arriver à la cure de certaines maladies , dont les unes résistent aux divers moyens qu'on a employés pour les combattre , et dont les autres sont traitées avec succès, mais exigent un temps qu'on pourrait par la suite abréger. Cette réflexion , tout en nous soulageant de la sollicitude qu'exige ce travail, nous aide à poursuivre nos recherches , et donne assez de courage pour redoubler de zèle et d'efforts (1).

(1) D'après les recherches que nous avons faites, nos prévisions se sont réalisées; car nous avons eu le bonheur de guérir plusieurs personnes dont les maladies avaient été jugées incurables par plusieurs de nos confrères, qui sont considérés à Lyon, et à juste titre, comme les sommités de la seconde ville du royaume. Parmi ces malades se trouvaient plusieurs affections cancéreuses, un grand nombre de maladies vénériennes, qui avaient été combattues avec la médecine la mieux dirigée; le rhumathisme, plusieurs affections des yeux, et surtout l'ophthalmie scrofuleuse, si commune chez les enfants.

# TRAITEMENT

## DES

# MALADIES DES YEUX,

### ET DES

## DOULEURS RHUMATISMALES.

On n'arrive à la connaissance approfondie d'un fait dans toutes ses conséquences , soit dans les sciences naturelles , soit en mathématiques, etc. , qu'en marchant du connu à l'inconnu ; cette vérité est devenue pour le 19ᵉ siècle le levier qui a servi à soulever la masse des nouvelles découvertes, dont les savants , de concert avec les artistes, ont enrichi les sciences , les arts et le commerce. On peut faire , sous l'influence de cette théorie , des progrès immenses et rapides, dans tous les genres de travaux. On conçoit facilement cette assertion, quand on réfléchit que l'esprit, dans cette espèce d'investigation , ne croyant les faits sans témoignages authentiques , et n'adhérant aux raisonnemens sans en percevoir l'évidence , s'appuie sur ceux-ci, et les premiers pour arriver , par analogie , à la connaissance de certains phénomènes qui avaient échappé jusqu'à cette recherche nouvelle à la perspicacité de l'homme.

Newton a trouvé la'gravitation en recherchant les causes de la chute d'un fruit. Il y a plus, les savants ont créé des théories, des langages particuliers, etc., afin d'expliquer par un systéme quelconque les lois naturelles présumées d'une science ; et, quoique la nature n'ait rien soumis à la volonté de l'homme, qui est trop circonscrite pour embrasser les lois générales du Créateur, il est néanmoins arrivé qu'en suivant ce systéme, qui n'est souvent qu'une faible image des phénomènes dont on veut se rendre raison, on est parvenu, dans les sciences, les arts et l'industrie, à des résultats qui prouvent que la nouvelle théorie est vraie dans certains points, et qu'il faut toujours la prendre en considération, d'une manière secondaire au moins, si l'on veut parcourir une nouvelle route sans s'exposer à prendre une fausse voie.

Les chimistes ont créé une nomenclature qui a le double avantage de donner la composition des corps et leur action réciproque. Cette nomenclature, aussi parfaite qu'elle peut l'être, d'après nos connaissances actuelles, est bien loin d'embrasser, de comprendre tous les phénomènes chimiques :

L'électricité, dont nous ignorons toute la puissance, viendra peut-être renverser la théorie chimique du moment. Cette théorie, quoique susceptible de perfection, a néanmoins rendu la science beaucoup plus populaire, la mise à la portée de l'industriel, qui n'a pas manqué d'en tirer un grand parti. Un seul exemple, pris dans mille autres, suffira pour prouver ce que nous ne craignons pas d'avancer d'une manière explicite. Le voici (1) :

Toutes les personnes qui ont quelques notions sur la chimie, savent que le savon est composé d'un corps gras (c'est ordinairement l'huile d'olive) et d'une base salifiable, nommée alcali (2); que la substance alcaline, à laquelle on a donné la préférence, tant par économie que sous d'autres rapports, est la soude ou, d'après la nouvelle nomenclature, *le protoxyde de sodium*, ou, en d'autres termes, le métal appelé sodium par les chimistes, combiné naturellement avec l'oxygène au premier degré.

Cette soude du commerce, ce protoxyde de sodium, quelle que soit sa dénomination, s'obtenait, avant que l'on connût la soude artificielle, par l'opération suivante :

Couper les plantes qui doivent fournir cette soude, les faire secher à l'air, et les brûler dans des fosses dont la profondeur est d'environ un mètre, et la largeur d'un mètre trois décimètres. Cette combustion, qui se fait en plein air sur un sol bien sec, dure plusieurs jours, et fournit, au

(1) Les savants, par leur théorie ou leurs systêmes, sont les traducteurs de la science pour le vulgaire.

(2) Le savon blanc, qui est le plus pur, est connu dans le commerce sous le nom de *savon en table;* il contient à peu près, selon M. Thenard, sur 100 :

Protoxyde de sodium ou soude . . . . 4,6
Matière grasse . . . . . . . . . . . . . . . 50,2
Eau . . . . . . . . . . . . . . . . . . . . . . 45,2
———
100,0

lieu de cendres comme le bois, une masse saline dure et compacte, à demi fondue, que l'on concasse et qu'on verse dans le commerce sous le nom de soude du pays où elle a été faite, ou de la plante qui l'a fournie.

Voilà, d'après Thenard, *l'extraction de la soude des plantes marines.*

On conçoit facilement que cette soude du commerce, ainsi préparée, devait être à un prix très élevé, ce qui rendait la fabrication du savon beaucoup plus dispendieuse qu'elle ne l'est maintenant, qu'on emploie la soude artificielle. Cette dernière, étant d'autant plus précieuse qu'elle contient plus d'alcali, a obtenu, sous tous les rapports, la préférence sur celle qu'on retirait à grands frais de la combustion des plantes maritimes (1).

On est arrivé à cette économie industrielle par le raisonnement, à l'aide de la nouvelle nomenclature, toujours en allant du connu à l'inconnu.

On a dit: Puisque, d'après notre théorie chimique, la soude est la base salifiable de plusieurs sels très répandus dans la nature, tels que l'*hydrochlorate* de soude (sel commun) et le sulfate de soude, ne serait-il pas possible de séparer cet alcali d'avec l'acide qui lui est intimement lié, pour former son hydrochlorate de soude ou son sul-

----

(1) M. Decandolle nous a dit (aux élèves), dans une de ses belles leçons, qu'il fallait appeler plantes *marines* celles qu'on trouve sur et dans les eaux de la mer, et *maritimes* celles qu'on trouve sur la plage.

fate? Il était réservé à MM. Leblanc et Dizé d'indiquer et de pratiquer pour la première fois le procédé avec lequel on obtient la soude artificielle du commerce. Ce procédé a été perfectionné par MM. d'Arcet et Anfrye. C'est à ces divers chimistes que la France est redevable du nouvel art qui en est résulté.

On prend de préférence, et surtout par économie, le sulfate de soude pour faire cette opération, qui consiste à calciner ensemble une certaine quantité de ce sel , de charbon et de craie.

« On prend, selon Thenard, 180 parties de
« sulfate de soude sec, 180 de craie en poudre
« fine, et 110 de poussier de charbon de bois ou
« de terre ; on en fait un mélange exact; on le
« jette dans un four à réverbère, dont la forme
« est elliptique, dont la température est un peu
« plus élevée que le rouge-cerise, et l'on brasse le
« mélange de quart d'heure en quart d'heure.
« Au bout d'un certain temps, la matière devient
« pâteuse ; alors on la pétrit bien avec un rin-
« gard, puis on la retire et on la reçoit dans une
« chaudière. Cette matière est la soude artificielle.
« En employant les proportions que nous venons
« d'indiquer, on obtient près de 300 parties de
« soude au titre de 32 à 33°, c'est-à-dire, con-
« tenant 32 à 33 parties sur 100 de sous-carbonate
« de soude pur. Six ouvriers peuvent faire dix
« fontes ou 1500 kilogrammes de soude par vingt-
« quatre heures. Lorsqu'on veut avoir de la soude
« de très bonne qualité, il ne faut mêler que du

« poussier de charbon de bois avec la craie et le
« sulfate de soude. On doit toujours, au con-
« traire, se servir de charbon de terre pour
« chauffer le four; on en consomme à peu près
« pour trois francs par chaque fonte. »

On voit par l'exemple que nous venons de rap-
porter, qu'il est impossible de calculer à quelle
hauteur dans les arts et les sciences l'homme qui
suivra la marche du connu à l'inconnu, peut
atteindre : c'est la voie naturelle, c'est la véritable
méthode du perfectionnement.

Quand il n'y aurait d'autres preuves des progrès
de la perfectibilité humaine, par cette manière d'é-
tudier, que le grand nombre des découvertes qui viennent de surgir tout récemment, et ces preuves
sont si fortes, qu'elles suffiraient pour faire adopter
cette espèce d'enseignement naturel. Voilà le
principe que nous avons suivi dans la recherche de
la guérison de la cataracte. Si nous n'avons pas atteint notre but complètement, nous avons eu le
bonheur d'en approcher ; nous pouvons déja garantir que par notre médication, qui est toute
rationelle, en améliorant la santé d'une personne
atteinte de la cataracte, si l'on ne lui rend pas la
vue dans son état normal, sa vision s'améliore pour
lui permettre de se conduire, et même de se livrer
au plaisir de la lecture (1).

(1) Une chose remarquable et digne d'être rapportée,
c'est que notre médication, loin de fatiguer les malades,
détermine chez eux un bien-être dont ils sont presque toujours surpris.

Il ne nous est pas encore arrivé de rencontrer, dans le grand nombre des malades qui ont bien voulu nous donner leur confiance, un seul sujet sur lequel on n'ait pas obtenu au moins la satisfaction de lui faire recouvrer assez de vue pour vaquer à ses affaires comme un clairvoyant.

Une chose bien remarquable, que nous ne pouvons taire dans l'intérêt même de l'humanité, c'est que tous les malades qui sont soumis à ce nouveau traitement, ont une gaité qui tient du délire ; ils parlent de nous avec un enthousiasme difficile à peindre : quand nous arrivons au milieu d'eux, ils éprouvent une commotion, pour ainsi dire, électrique ; ils nous reconnaissent au moindre de nos mouvements ; ils font tous des vœux pour notre conservation.

On est obligé de leur cacher les moindres indispositions qui nous surviennent, autrement leur repos serait troublé. Leur reconnaissance pour nous est exagérée ; « ce souvenir du cœur » est pour eux aussi bien un besoin qu'un plaisir. Qu'on vienne dire ensuite que l'humanité est ingrate ! c'est ce que nous ne pouvons plus comprendre.

Que ceux qui la calomnient ainsi, viennent voir nos malades, ils seront bientôt désabusés de cette folle prévention. La joie indicible qu'éprouve chaque sujet pendant le traitement, a besoin même d'être modérée, au point que, si l'on n'eût pas diminué cette joie excessive ou ces transports d'allégresse, par des paroles exprimant la crainte et l'espérance sur leur sort futur, chez les personnes

nerveuses(1), leurs forces auraient été bientôt épui-
sées, chez les autres nous aurions eu à redouter
une congestion cérébrale ; il fallait donc éviter
ces deux écueils , c'est ce que nous avons fait
toujours assez heureusement.

Maintenant que nous connaissons le plan que
l'on doit suivre pour arriver à la connaissance parfaite d'un phénomène inconnu , ou d'un principe
sur lequel le jugement des hommes ne s'était pas
assez appesanti , nous voilà tout naturellement
conduit à mettre sous les yeux du lecteur tous
nos moyens d'investigation , toutes les recherches
et toutes les considérations physiologiques , enfin
tous les matériaux qu'il a fallu réunir et , pour
ainsi dire, *pénétrer*, afin de *soupçonner*, *deviner*
ou surprendre la cause de l'affection qui fait le
principal sujet de ce travail. Avant d'examiner les
signes diagnostiques de la cataracte , les causes
présumées de la maladie jusqu'à ce jour , consi-
dérons les caractères naturels de cette maladie,
et fesons des rapprochements qui servent à nous
démontrer, à nous éclairer sur ce désordre de la
physiologie de l'œil.

La cataracte , qui n'est que l'opacité du crystallin ou de sa membrane, ou encore d'une partie
constituant le crystallin , n'attaque point également

(1) La prédominance du système nerveux donne à la vie
trop d'intensité pour que la santé ne soit pas compromise ,
quand une impression morale l'excite d'une manière quelconque.

les hommes et les femmes; les hommes, toutes choses égales d'ailleurs, en sont moins souvent atteints; elle affecte le plus souvent les vieillards, les enfants, rarement les adultes, quelquefois l'âge qui précède la puberté. Le grand nombre des sujets qui suivent notré traitement atteste d'une manière authentique le fait que nous avançons: nous avons beaucoup de femmes, quelques hommes âgés, deux adultes, plusieurs enfants, et un jeune homme qui est près d'atteindre la puberté.

Cette observation se trouve encore fortement appuyée par les malades que nous allons voir à domicile et par ceux qui sont venus nous consulter, et qu'il nous a été impossible d'admettre à notre traitement, étant déja trop occupé. — Ce fait, bien établi, bien reconnu, nous dévoile, quoique très imparfaitement, que les sujets atteints de la cataracte ont quelque analogie dans leur organisation (1), qu'il y a quelque similitude dans la physiologie de leur être, ou qu'ils ont la même tendance à avoir une disposition à telle ou telle maladie. Quant au physique, les femmes, les enfants et les vieillards ont la même faiblesse, sous bien des rapports; quoiqu'ils ne jouissent pas de la mobilité, ni de l'activité à un degré égal.

Pour les rapports moraux entre les enfants, les femmes et les vieillards, nous trouvons quelque

(1) On sent, on comprend mieux cette idée qu'il n'est possible de la rendre; mais, nous en sommes sûr, les médecins y suppléeront par leur jugement.

ressemblance dans leurs goûts, leurs plaisirs. Ne sont-ils pas susceptibles d'éprouver, les uns et les autres, les mêmes passions ? la colère, la crainte et la jalousie ne font-elles pas battre aussi bien le cœur des femmes et des enfants que celui du vieillard ? ne sont-ils pas également tourmentés par les mêmes caprices ? Si le moindre plaisir agite également l'enfance, la femme et la vieillesse, elles sont également attristées par une simple contrariété (1).

On pourrait multiplier les exemples de ce genre, et l'on trouverait bien d'autres traits de ressemblance, sans cependant qu'on doive s'y arrêter d'une manière absolue, chaque âge, chaque sexe ayant ses caractères individuels. Les rapprochements dont nous venons de parler sont encore plus frappants entre la première enfance et la vieillesse. Les enfants jusqu'à l'âge de cinq à sept ans, et surtout jusqu'à la première dentition, ont la même tendance que les vieillards à certaines maladies ; et ces maladies chez les premiers, présentent des caractères qui ont plus de rapports avec les vieillards qu'avec les adultes. Les affections de l'encéphale, par exemple, sont presque communes au bas âge et au vieillard. Cet organe, plus parfait chez

______

(1) Ce que je dis de la femme, loin de détruire la bonne opinion qu'il faut en avoir, ne nous la rend que plus précieuse pour l'homme, tant pour son éducation que pour adoucir ses chagrins, et répandre autour de lui les douceurs de la vie.

l'homme que chez les autres animaux, paraît plus susceptible de s'affecter à ces deux extrêmes de la vie, que dans les autres époques de l'existence.

Le jeune enfant et le vieillard sont souvent attaqués par une inflammation sur un point du tube digestif, qui se complique le plus souvent d'une affection cérébrale. Ces deux maladies, pouvant être sympathiques ou essentielles, laissent souvent le praticien dans le doute pour établir son diagnostic, d'autant plus qu'il ne peut pas quelquefois s'éclairer des signes commémoratifs, attendu le grand ou bas âge de son malade. Quant à l'intelligence des enfants et des personnes âgées, leur moral ou leur sentiment intellectuel, si j'ose dire ainsi, subit des modifications qui présentent des rapprochements dignes d'être observés.

Vous voyez souvent un vieillard possédant ses facultés intellectuelles dans toute leur intégrité, les perdre tout-à-fait ou du moins en partie, sans que sa santé paraisse altérée en rien, et les recouvrer tout-à-coup, quoique l'art n'ait rien employé ponr opérer ce changement : la nature a fait les frais de cette guérison *morale*.

Ces éclipses de raison, quoique moins fortes chez les enfants, surviennent chez ces petits êtres d'une manière fort saillante (1).

(1) Il n'est personne qui n'ait observé que les enfants, après avoir montré une intelligence presque surnaturelle pendant plusieurs années, deviennent tout-à-coup bornés et ne sont plus aptes à comprendre les leçons de leurs pro-

On sait que quand l'enfant a acquis l'usage de la parole , à peu près vers la quatrième année., il en use avec une prodigieuse facilité , qu'il fait un grand nombre de questions, qu'il veut s'éclairer sur tout et qu'on tronve en lui un jugement extraordinaire sur les objets qui sont à sa portée. Aussi les parents s'extasient-ils sur l'intelligence de leur enfant , qui devient dès lors un phénix pour eux.

Admirable prévoyance du Créateur qui a voulu par là resserrer le nœud de l'amitié qui doit exister entre l'enfant et le père et la mère , en rendant le premier tributaire des seconds , pour le mettre plus tard dans l'obligation d'honorer ses parents par sa conduite et ses services !

Les maladies du cerveau sont aussi fréquentes que redoutables chez les vieillards et les enfants , et , quoique la pathologie des uns et des autres ne soit pas tout-à-fait la même, on y rencontre néanmoins des points de contact qui sont la

fesseurs pendant un laps de temps plus ou moins long ; et que tout-à-coup ces mêmes enfants , dont le physique a pris un plus grand développement pendant cette éclipse de raison, reprennent en quelque sorte une plus grande aptitude aux travaux de l'esprit. Quant aux vieillards , M. Savary rapporte qu'en Égypte, il a vu une femme très âgée qui ne disait rien et agissait comme 'un automate la plupart du temps , et paraissait avoir perdu toutes ses facultés intellectuelles; mais qu'il suffisait de lui faire prendre une petite quantité de liqueur pour lui donner un babil intarissable, annonçant qu'elle avait conservé toute son intelligence.

suite des rapports physiologiques qui existent dans ces deux âges de la vie. On nous fera peut-être l'objection suivante : Comment pouvez-vous comparer l'enfant avec le vieillard, sous le rapport physiologique : celui-ci, dont la vie s'éteint et est usée en quelque sorte, n'a presque plus de souplesse dans les organes, tandis que le premier, qui est au commencement de sa carrière, à au contraire les organes très flexibles et est doué d'une mobilité inhérente à son développement ? Eh bien ! nous répondrons à ce raisonnement, quelque captieux qu'il puisse paraître, et, sans nous arrêter à des détails anatomiques, nous dirons que le système vasculaire, chez ces deux êtres, dont l'un est au matin, l'autre au soir de la vie, présente une ressemblance d'organisation vraiment remarquable, dans les ventricules du cœur (1). D'après cette disposition anatomique présentant cette analogie, il n'est pas étonnant que ces deux âges de la vie soient exposés à des maladies qui offriront quelques rapports dans leurs caractères, sans cependant conclure de là que les maladies seront les mêmes à ces deux époques de l'existence ; mais la poitrine et l'encéphale sont souvent atteints d'affections qui ont quelque similitude, à cause de l'analogie existante dans leur anatomie aussi bien chez l'homme âgé que chez l'enfant. Je pourrais

---

(1) **M. Guersent**, auquel nous empruntons cette observation anatomique, l'a signalée de la manière la plus précise dans le *Dictionnaire de Médecine*, t. 8, pag. 95.

citer les maladies qui attaquent les divers organes de la digestion à l'appui de ce que je viens d'énoncer, si les bornes de ce travail ne me forçaient pas à en resserrer le cadre.

Maintenant passons à l'examen du systême lymphatique, qui doit nous conduire tout naturellement à la médication que nous avons adoptée pour obtenir la guérison de la cataracte.

Nous nous abstiendrons de donner des détails anatomiques sur les vaisseaux lymphatiques, puisque nous écrivons pour les hommes de l'art, et que l'on trouve la description du système lymphatique dans les traités d'anatomie. Nous nous bornerons à dire que les vaisseaux lymphatiques sont un systême de vaisseaux ayant leur point de départ des différentes parties du corps pour se rendre dans les veines sanguines ou dans le sang noir où ils portent la lymphe, liquide transparent, albuminogélatineux, variable nécessairement, selon les parties qui le fournissent.

M. Chevreul a donné l'analyse de la lymphe du chien, retirée de l'animal à jeun, et il a trouvé dans mille parties :

<pre>
Eau . . . . . . . . . . . . . . 926, 4.
Fibrine . . . . . . . . . . . . . 004, 2.
Albumine . . . . . . . . . . . 061, 0.
Carbonate de soude . . . . . 001, 8.
Muriate de soude . . . . . . 006, 1.
Phosphate de chaux et de ma-
      gnésie et carbonate de chaux 000, 5.
                                 ──────────
                                 1000, 0.
</pre>

La physiologie nous apprend que le système lymphatique joue un grand rôle dans la nutrition, que la matière (1) immédiatement nutritive, le sang artériel, est formé par le sang veineux, à l'aide de *l'absorption respiratoire ou aérienne*, *par l'absorption alimentaire ou digestive* et par la lymphe.

L'appareil des vaisseaux lymphatiques est chargé de reporter dans la circulation le superflu des matériaux nutritifs fournis par le sang artériel aux diverses parties du corps ; la nature s'est ménagé par là une ressource contre l'hypertrophie et contre la disette momentanée des aliments ; car sans cette loi de la nature le corps prendrait un accroissement excessif, sans le retour de la lymphe dans la circulation sanguine et un amaigrissement ou une atrophie de toutes ses parties, si la digestion éprouvait quelque retard.

Cet ordre admirable éprouve des modifications selon l'âge, le sexe, les maladies, les climats, les professions, les aliments, les boissons, la température, l'eau, les tempéraments, les habitudes, etc.

----

(1) La nutrition a pour but de renouveler sans cesse les organes en les composant et les décomposant tour à tour. Cette action vitale effectue le transport des matériaux nouveaux jetés dans le torrent circulatoire et progressivement élaborés par l'activité digestive, la respiration et les absorptions extérieures, pendant qu'elle enlève aux organes, par l'absorption *interstitielle*, certains principes de la composition organique, à l'aide des exhalations excrémenticielles et des sécrétions.

On voit par là que la nutrition peut être pervertie au point de déterminer un grand nombre de maladies , si l'harmonie physiologique cesse d'exister dans les fonctions de la vie; et c'est ce qui arrive dans la maladie désignée sous le nom de cataracte, qui n'est pas autre chose qu'une lésion de la nutrition.

Si la cataracte, à cet état pathologique, eût été considérée sous ce point de vue, il y a long-temps qu'on aurait combattu cette maladie avec avantage sans avoir recours à l'opération, dont la réussite est toujours très incertaine , et qui ne procure , dans les cas les plus heureux, que très peu de vue et pour un temps ordinairement trop court, abstraction faite des dangers d'une semblable opération, et des cas où elle est contre-indiquée. Eh ! pourquoi ne préférerait-on pas un traitement curatif contre cette maladie à une opération chirurgicale dont les résultats sont ordinairement aussi douteux qu'ils peuvent être funestes?

Rien ne peut balancer les avantages de notre traitement contre la cataracte : le malade peut , sans sortir de ses occupations habituelles suivre cette médication ; il n'en éprouve aucune fatigue ; la maladie est enrayée dans moins de quinze ou vingt jours ; elle rétrograde au bout de ce temps; et, plus tard, le malade recouvre quelquefois la vue complétement, ou au moins il y voit assez pour lire un ouvrage de belle typographie (1).

(1) Dans le plus grand nombre des cas, l'amélioration

D'après ce que nous venons de dire, on voit clairement que, puisque la cataracte est une perversion de la nutrition, ou un état pathologique déterminé par une surabondance de la lymphe dans le crystallin et ses annexes, ou encore une obstruction du crystallin, il sera facile de détruire cette espèce d'engorgement lymphatique en apportant un changement dans la nutrition, soit par le régime qu'on fera suivre au malade, soit en produisant une perturbation dans le mouvement circulatoire du systême lymphatique, de manière à activer ce mouvement pour résoudre la lymphe qui est accumulée dans le crystallin (1), et lui rendre ainsi sa transparence.

sous l'influence de notre traitement, s'est manifestée assez promptement ; dans d'autres, quoiqu'elle existât, elle ne paraissait pas sensible. Voici une observation qui mérite d'être citée :

Mad. *** était venue de Villefranche pour suivre notre traitement ; la cataracte était saillante et empêchait déja cette dame de pouvoir se conduire seule, au point qu'elle n'osait plus aller dans les rues, dans la crainte de tomber. Après un mois de traitement, nous lui demandâmes si la vue était devenue meilleure, quoiqu'il nous semblât que le crystallin fût moins opaque dans chaque œil qu'avant le traitement ; mais l'amélioration avait été si progressive qu'il a fallu que les fils de cette dame lui apprissent que ses lettres étaient beaucoup plus correctes, si bien qu'ils me firent adresser des remercîments avant d'avoir vu leur mère.

(1) Quand je désigne le crystallin, je comprends sa membrane, etc.

Nous avons donc, pour détruire l'opacité du crystallin, deux moyens qui nous sont fournis par la
physiologie: l'un consiste à changer le mode de
nutrition, en donnant au sujet cataracté des aliments, qui, sans altérer sa constitution, l'amélio-
rent et la fortifient; l'autre, dont les effets ne sont
pas moins avantageux, c'est de produire une perturbation qui donne plus d'activité au systême
lymphatique.

Comme rien n'est absolu en médecine, que tout
est rationel, on pourra avec succès combiner ces
deux moyens, seulement dans les cas où l'on ne réus-
sirait pas assez promptement par l'un des moyens
désignés dans la cure de l'affection qui nous occupe. Ce raisonnement, quelque simple qu'il paraisse,
ne peut être compris que par des médecins instruits;
car, si d'autres personnes voulaient en tirer des conséquences pour diriger un traitement, elles tom-
beraient sans doute dans des erreurs fort graves.

L'organisation de l'homme est telle, d'après
l'anatomie comparée, que l'assimilation n'est parfaite chez lui, qu'autant qu'il introduit dans l'appareil digestif des aliments pris dans les végétaux
et les substances animales, et dans des proportions
qui varient selon l'âge, le sexe, le climat, les habitudes, le tempérament ou la constitution, et les
diverses circonstances où l'homme peut se trouver.
De l'assimilation imparfaite peut résulter un grand
nombre de maladies plus ou moins pernicieuses à
la santé de l'homme.

La nature, offrant aux animaux de toute espèce

une abondante nourriture appropriée à leur organisation et à leurs besoins , est envers l'homme bien plus prodigue; car elle lui fournit le règne organique, qui embrasse tous les végétaux et tous les animaux, et dont la plus grande partie peut lui servir d'aliments (1). Il n'est pas étonnant que Dieu ait accordé une si grande intelligence à l'espèce humaine, puisqu'elle devait disposer à son gré , par sa propre volonté, de toutes les productions du globe , et que cette supériorité est inhérente à son existence !

On doit conclure de ce que nous venons de dire que l'opacité du crystallin, état pathologique auquel on a donné le nom de cataracte avant que l'on connût le siége positif du mal, étant une aberration de la nutrition qu'on peut considérer comme un engorgement lymphatique (2) du crystallin ou

(1) Si l'on comprend l'hydrochlorate de soude (sel commun), que l'homme associe à ses mets , le règne inorganique contribue aussi à sa nourriture , mais comme assaisonnement, ainsi que l'eau qui sert de véhicule à la plus grande partie de ses aliments.

(2) Il serait peut-être plus convenable, d'après les connaissances nouvelles sur la pathologie, de désigner l'opacité du crystallin selon la théorie de M. Broussais , par le nom générique d'inflammation; car chaque tissu, lorsqu'il est affecté , a son mode inflammatoire, qui dépend uniquement des molécules qui le constituent ou dont il est composé: l'inflammation d'un muscle est loin de ressembler à celle d'une glande quelconque; les membranes muqueuses ne s'enflamment pas de la même manière que les séreuses, etc. , etc. Il n'y aurait donc rien de surprenant

d'une de ses parties, devra être combattu comme si l'on avait affaire à un engorgement lymphatique d'une autre partie du corps, avec les précautions et les ménagements que peut exiger une partie aussi délicate que l'œil. La cataracte, cette perversion de la nutrition, reconnaît pour cause, dans le plus grand nombre des cas, une débilité déterminée par une nourriture prise dans des aliments qui n'étaient pas assez substantiels et manquant d'eau de végétation, ou par un dérangement insensible dans les fonctions digestives. Cette maladie est quelquefois produite accidentellement par une éclatante lumière, telle que celle d'un incendie, d'une forge; elle peut être la suite d'une plaie, d'une contusion du globe de l'œil et d'une ophthalmie. Que cette affection soit le résultat d'un accident, ou que ce soit une cause débilitante quelconque qui ait donné lieu à son développement, on doit toujours considérer l'opacité du crystallin comme une débilité locale, et qui dépend d'une faiblesse générale de la constitution, lorsque la cataracte est idiopathique (1).

d'appeler l'opacité du crystallin ou la cataracte l'inflammation du crystallin ou de ses annexes; on pourrait, sans aller contre la saine logique et la physiologie, considérer cette affection, d'après son degré d'intensité, comme une inflammation plus ou moins manifeste, et passée à l'état chronique, lorsque le médecin peut établir le diagnostic de la cataracte.

(1) Il est évident que toutes les causes qui altèrent le principe vital, peuvent donner lieu à la production de la cata-

Maintenant que le principe est réduit à sa plus simple expression, nous parviendrons bien facilement à la cure de cette maladie sans être forcé de recourir à l'opération, dont nous démontrerons plus bas combien les résultats sont illusoires et dangereux..... Comment détruire cette débilité de la constitution? Si cet état anormal de l'œil, considéré comme un engorgement lymphatique, comme une faiblesse des parties constituantes de cet organe, est une anomalie de la nutrition, ne convient-il pas de diriger notre attention sur les fonctions digestives?

En rétablissant l'ordre dans la digestion, s'il est interverti par un mauvais choix d'aliments ou par une cause quelconque, nous arriverons à obtenir la cure de la cataracte. Nous sommes convenus d'appeler *digestion* en physiologie, la fonction qui a pour but d'élaborer les aliments qui sont introduits dans l'appareil digestif des animaux, afin d'en extraire un liquide nutritif destiné à réparer leurs pertes et à entretenir leur existence. On conçoit, d'après cette définition, que le nombre des aliments propres à la nourriture de l'homme étant immense, à cause de son organisation physique qui le rend omnivore, c'est-à-dire le force à se nourrir de substances animales et végétales,

racte; c'est ce qui explique pourquoi les vieillards en sont si souvent atteints. Une affection morale, comme un état pathologique quelconque, peut être une cause prédisposante à la maladie qui fait le sujet de cette dissertation.

dans des proportions qui varient d'après la position morale et physique des individus, ou, en d'autres termes, selon leurs habitudes morales et physiques.

La digestion, fonction propre aux animaux seulement (car les végétaux croissent et vivent par une absorption qui a lieu à leur extérieur par les racines principalement, les feuilles, etc.), est considérée comme le signe caractéristique de l'animalité. Si, dans le sein de la mère, l'enfant reçoit la vie ou le sang par le cordon ombilical, aussitôt qu'on a fermé cette source de l'existence en coupant ce cordon, l'appareil digestif, à l'aide de la circulation et de la respiration, fournit au nouveau-né un sang propre à son développement.

La digestion, chez l'homme et chez les animaux supérieurs, se fait dans le tube digestif, qui commence aux lèvres et finit à l'anus, par l'introduction des aliments dans ce canal formé de la réunion de plusieurs cavités distinctes. Cette fonction, qui est sous l'empire de la sensibilité et de la contractilité volontaire, est soumise à un travail très compliqué de l'appareil digestif avec le secours de nombreux annexes, tels que celui des glandes salivaires, des amygdales, du pancreas, du foie, et d'un grand nombre d'organes placés dans l'abdomen.

D'après ce simple aperçu du phénomène de la digestion, les résultats de cette fonction doivent varier selon la nature des aliments qui sont fluidifiés, altérés et animalisés pour servir à la nutrition. Indépendamment du mauvais choix des aliments, qui apportera une nutrition défectueuse, l'homme éprouvera une anomalie dans la nutrition, aberration qui l'expose à une foule de maladies plus ou moins graves. La cataracte , selon nos observations , paraît reconnaître pour cause, dans la plupart des cas, une nourriture trop débilitante, une alimentation non assez azotée , et privée d'eau de végétation.

Cette maladie est constamment produite par une faiblesse générale ou locale ; c'est même pour cette raison que jusqu'à présent on avait échoué dans le traitement de la cataracte. Aussitôt qu'un sujet atteint d'une cataracte commençante réclamait les soins d'un médecin, celui-ci regardant la maladie comme une irritation, parce que souvent elle est précédée d'une céphalalgie, prescrivait ordinairement une saignée, la diète et un révulsif quelconque, médication qui produisait un effet contraire à celui que l'homme de l'art voulait obtenir. Loin de fortifier la constitution du malade, de détruire la faiblesse déterminée soit par l'âge , soit par le défaut d'exercice , soit par d'autres causes, les médecins, jusqu'à ce jour, ne considéraient pas l'opacité du crystallin ou de ses annexes, ce vice de la nutrition, comme un engorgement lymphatique analogue à ceux qu'on remarque chez les enfants atteints de scrofules ; au lieu de donner aux malades chez qui l'opacité du crystallin commençait à se manifester un régime

analeptique approprié à leur position, ils leur pres-
crivaient un traitement qui affaiblissait leur constitution. Les véritables praticiens, voyant que, bien
loin de soulager les personnes qui venaient leur de-
mander des soins pour une cataracte commençante,
ils ne fesaient, par leur médication, que hâter les
progrès de la maladie, ont bientôt renoncé à toute
espèce de traitement. Ils se bornaient à dire aux
personnes affectées d'une cataracte commençante :
« Ne faites rien pour arrêter la maladie; nous ne con-
« naissons rien qui puisse arrêter sa marche; atten-
« dez que la cataracte soit bien formée, et quand vous
« serez tout-à-fait aveugle, vous avez l'opération pour
« dernière ressource. » Eh bien ! nous espérons
qu'on ne tiendra plus ce langage aux malades dont
les yeux commenceront à être cataractés. On pourra
leur affirmer qu'ils ne deviendront pas aveugles,
et que moins la maladie sera ancienne, plus le
succès du traitement sera prompt. Quel que soit
l'état du malade, quelle que soit la nature de la
cataracte, abstraction faite des complications, le
médecin, par notre traitement, obtiendra toujours, sinon une guérison complète, au moins
un amendement qui permettra aux malades de
vaquer à ses affaires, et même de lire sans
peine.

Nous donnerons plus bas plusieurs observations
à l'appui de ce que nous venons de signaler,
pour prouver que chez toutes les personnes atteintes de cataractes et qui ont été soumises à notre
nouveau traitement, nous avons eu le bonheur

de réussir au delà même de nos espérances (1).

En récapitulant ce que nous avons déja fait observer, que l'opacité du crystallin ou de ses annexes, est un état pathologique vraiment remarquable qu'on peut considérer comme un engorgement lymphatique qui provient ou de l'hypertrophie du crystallin, telle que celle du corps tyroïde désignée sous le nom de *goître*, ou de ce que le crystallin ne reçoit pas assez de sucs nourriciers Dans l'un et dans l'autre cas, la cataracte est une perversion de la nutrition, qui a été amenée le plus souvent par une digestion anormale dépendant de toutes les causes qui dérangent plus ou moins cette fonction importante. On voit par là, d'après l'organisation de l'homme (2), qui doit vivre de végétaux et de substances animales, que les aliments ont une grande influence sur la santé;

(1) Dans le grand nombre des observations que nous devons soumettre à l'investigation de nos confrères, il n'y a que deux ou trois exemples où le traitement n'a pas produit l'effet qu'on avait droit d'en d'attendre ; mais cela tient à des circonstances qui ne peuvent pas détruire les faits, et ces faits sont tous basés sur une saine doctrine médicale que nous nous empressons de soumettre à la sanction des médecins éclairés.

On trouvera, dans les observations qui sont à la fin de ce mémoire, les cas qui s'opposent à la guérison complète de la cataracte.

(2) La forme de la mâchoire de l'homme, de ses dents, et celle du tube digestif, attestent qu'il est destiné à prendre sa nourriture dans le règne organique, qui comprend les végétaux et les substances animales.

il est démontré que l'homme ne peut pas plus se nourrir exclusivement de substances végétales (1) que de substances animales.

Ces deux substances doivent être dans des proportions convenables, autrement la constitution serait altérée. Il est à présumer que beaucoup de maladies se développent sous l'influence d'une nourriture mal choisie, c'est-à-dire dont les proportions dans les végétaux et les animaux ne sont pas bien observées.

L'opération de la cataracte, qui consiste à déplacer le crystallin lorsque le chirurgien pratique cette opération par abaissement, et à l'extraire de l'œil lorsqu'il opère par extraction, est bien loin d'offrir les avantages qu'on lui attribue vulgairement ; ses résultats, toujours fort incertains, laissent le malade le plus souvent dans une obscurité complète, et dans le cas qu'il retire quelque bienfait de l'opération, le bien qu'il en obtient est de courte durée, et s'il recouvre un peu de vue, c'est pour fort peu de temps, car il est reconnu que l'œil, privé du crystallin, s'use plus promptement, si l'on peut parler ainsi, et ne tarde pas à être frappé d'une cécité incurable.

C'est en vain qu'on voudrait dire que le crystal-

(2) Aux Grandes-Indes, où il est défendu aux naturels du pays, d'après leur religion, de manger de tout ce qui a vie, il résulte de leur manière de vivre un grand nombre de maladies. On sait que dans ces contrées certaines affections des yeux y sont très fréquentes, à cause de l'action de la lumière et de leur genre d'alimentation.

lin, situé entre l'humeur aqueuse et le corps vitré, à la réunion des deux tiers postérieurs de l'œil avec son tiers antérieur, n'a pas une destination utile ; il sert à réfracter la lumière, et l'absence de cette réfraction doit apporter une modification dans l'œil, qui est un état pathologique plus ou moins contraire à la vision. Le déplacement du crystallin ou son extraction (ce qui constitue l'opération de la cataracte), dans les cas les plus heureux, dans les circonstances les plus favorables, est toujours pour le malade un faible avantage, qui n'est le plus souvent que momentané ; ou plutôt on a remplacé une très grande infirmité par une autre, qui dégenère bientôt en une cécité incurable ; et quand on réfléchit aux conséquences les plus ordinaires de cette opération, on se demande comment les hommes de l'art ont osé la tenter..... Il a fallu le courage de la science, la résignation des patients et des cécités complètes, pour enhardir et engager les chirurgiens à prendre une telle détermination, qui pouvait compromettre la vie des malades, la réputation des médecins. L'opération de la cataracte ne doit être pratiquée, si l'on considère l'incertitude du succès et les dangers qu'elle peut produire, que lorsque le malade est tout-à-fait aveugle ; et encore, selon la vraie philosophie médicale, ne doit-on opérer qu'un œil ;

1° Parce que, si l'opération a quelque succès, le malade ne devant en jouir que fort peu de temps, il faut se ménager la ressource d'opérer l'autre œil, quand l'aveuglement est survenu ;

2° Par la raison que la chance de l'opération est plus douteuse, si elle est pratiquée sur les deux yeux immédiatement, ayant à redouter l'inflammation qui en est la suite.

Les avantages d'un traitement interne de la cataracte sont incontestables ; on ne peut donc pas les comparer aux résultats d'une opération, toujours très incertaine, souvent fort dangereuse, et dont le bienfait est rarement appréciatif.

Il est évident qu'un traitement qui détruira la cataracte, en rendant la transparence au crystallin, doit-être préféré à l'opération, même lorsque celle-ci pourrait être couronnée d'un plein succès, si toutefois la maladie n'est pas arrivée à son apogée. Le traitement interne, quoique la cataracte fût à son dernier période, doit être tenté, d'autant plus qu'il n'est jamais sans effet, quelleque soit la position du malade.

Eh bien ! la médication dont nous avons l'honneur de proposer l'adoption à tous les hommes de l'art, et avec laquelle nous avons obtenu des succès qu'on ne peut révoquer en doute, réunit le triple avantage d'enrayer la maladie dans tous les cas, de la faire rétrograder ordinairement, et de guérir quelquefois de la manière la plus positive.

Nous avons l'intime conviction que, quand les chirurgiens auront pris connaissance de notre méthode de traitement, ils auront bientôt relégué l'opération de la cataracte avec celles du moyen âge, qui annonçaient plutôt l'enfance de l'art qu'une mauvaise volonté de l'esprit à adopter un moyen plus ou moins convenable pour arriver à la cure d'une maladie.

Le succès d'une opération chirurgicale ne justifie pas toujours l'entreprise; combien de sujets ont conservé un membre qu'on voulait amputer, en disant qu'ils aimaient mieux mourir que d'en être séparés; la crainte de cette mutilation a été bien souvent favorable au malade. Il serait prudent, si toutefois le malade n'avait rien à craindre d'un retard dans l'emploi d'un moyen chirugical, de ne jamais faire une opération sans avoir, au préalable, provoqué une consultation d'au moins cinq docteurs en médecine ou en chirurgie.

Le zèle d'un chirurgien, dirigé par l'amour de la science et l'enthousiasme de son art, l'entraîne quelquefois à porter le fer et le feu sur une partie malade, qui, par des soins plus doux, aurait été amenée aussi promptement à une guérison certaine. On ne saurait être trop circonspect quand il s'agit d'avoir recours à ce grand agent thérapeutique, fondé sur ce prétendu précepte : *Quæ medicamenta non sanant, ferrum sanat ; ea quæ ferrum non sanat, ea ignis sanat* (Hippocrate).

L'opération la plus simple a eu quelquefois les suites les plus terribles : trop souvent des accidents graves sont survenus après une opération qui paraissait fort légère; des malades sont allés au devant de la mort pour avoir réclamé une opération qui devait les débarrasser d'une légère infirmité. Le chirurgien doit donc être pénétré de l'idée qu'il n'est autorisé à employer le fer et le feu que quand il y a une nécessité absolue, et que le plus grand service qu'on puisse rendre à un malade, c'est de lui épargner la crainte et les douleurs d'une opération.

D'après les considérations que nous avons émises, on ne peut plus douter de l'influence du régime dans le traitement interne de la cataracte, puisque cette anomalie de la nutrition, dans le plus grand nombre des cas, dépend d'une assimilation défectueuse, produite fort souvent par une nourriture qui n'est point appropriée à la constitution, ou quelquefois par une autre négligence des règles de l'hygiène. Qui ne sait qu'une nourriture mal choisie peut donner lieu au développement d'une multitude de maladies? Les exemples qu'on pourrait citer à l'appui de cette vérité, qui tombe sous les sens, seraient extrêmement nombreux, et n'ajouteraient rien à la conviction; il en sera de même pour la non-observance des règles de l'hygiène, dont les effets entraînent les plus graves accidents dans les fonctions de la vie, et que personne n'oserait ni nier ni contredire.

Quand on connaît les principes fournis par l'analyse de la lymphe et ceux que renferme le sang artériel, on est naturellement porté à croire, si l'on a observé aussi que la cataracte atteint plus particulièrement les personnes d'une constitution lymphatique, que cette maladie se développe, comme nous l'avons déja dit, sous l'influence d'une cause débilitante.

Il est rare encore que les sujets affectés de cataracte n'aient pas été atteints de douleurs rhumatismales ; ces deux maladies sont souvent réunies. Si le rhumatisme a fixé notre attention d'une manière spéciale dans le traitement de la cataracte, c'est que celle-ci n'est traitée avec succès que lorsque le malade n'est plus en proie à aucune autre maladie. Il en est de la cataracte comme de toutes les maladies chroniques, dont on ne peut obtenir la guérison tant que l'estomac est sous l'influence d'une irritation : de même la cure de l'opacité du crystallin ne peut avoir lieu qu'après la guérison de toutes les maladies qui la compliquent.

Tout le monde médical sait que si l'on tire du sang d'un rhumatisé, il se couvre d'une couenne. Ne pourrait-on pas en inférer que la même cause qui donne lieu à la formation de cette substance gélatineuse blanche à laquelle on a donné le nom de *couenne*, détermine l'opacité du crystallin? Le sang n'étant plus dans son état normal, à cause de la formation de cette couenne dont il est impreigné, n'est, par cette raison, plus aussi convenable à la nutrition du crystallin et de ses annexes. Cette idée hasardée expliquerait en quelque sorte pourquoi la cataracte et le rhumatisme attaquent si souvent le même sujet; si les médecins adoptaient cette assertion, il ne serait point extraordinaire de considérer la cataracte comme une inflammation latente du crystallin, provenant de l'altération du sang.

Une observation qui a toujours été constante depuis que nous nous occupons du traitement interne de la cataracte, c'est que tous les cataractés atteints de douleurs rhumatismales , lorsqu'ils sont soumis à notre médication , n'éprouvent une amélioration sensible dans la vue que quand l'affection rhumatismale a cessé d'exister ; il en est de même pour les autres maladies qui compliquent la cataracte. Il semblerait que le sens de la vue , cette faculté avec laquelle nous admirons les beautés de la nature, est destinée à présider à la conservation de notre être

Comme il résulte de ce que nous avons signalé précédemment, que la cataracte reconnaît pour cause une débilité locale ou générale, produite assez souvent par un régime composé d'aliments peu nutritifs ou ne contenant pas assez d'azote ; que si cette maladie est attribuée à une faiblesse, la cause est presque toujours une contusion de l'œil malade , ou une plaie des parties ambiantes, ou l'action d'une trop vive lumière , ou bien encore une profession qui fatigue l'organe de la vue : il nous sera facile, connaissant les causes de cette asthénie , soit générale , soit qu'on puisse la désigner comme locale , de combattre cette affection de la manière la plus victorieuse.

La débilité générale est quelquefois congéniale ; ce qui ne s'oppose point au succès du traitement, quoiqu'on eût la crainte qu'une circonstance pareille ne permît pas d'entreprendre une semblable cure : plusieurs guérisons de cette nature se rencontrent déja dans notre pratique.

La cataracte, quelle que soit sa nature, étant dépendante d'une débilité, d'une faiblesse, d'un affaiblissement de la constitution, comme on voudra en

désigner la cause , on conçoit que cet état pathologique pourra survenir à la suite de tout ce qui
amènera l'asthénie dans l'organisme. Il suffira donc
au médecin de trouver la véritable cause de cette
débilité , s'il veut arriver plus proptement à la
cure de cette maladie. C'est pourquoi l'on doit, avant
d'entreprendre le traitement interne de la cataracte , s'enquérir aux malades de toutes les circonstances qui ont accompagné leur manière de
vivre , tant sous les rapports sociaux que sous ceux
de leur existence privée : il faut les interroger
scrupuleusement sur leur position ; il est indispensable pour le médecin de connaître l'histoire de
leur vie dans les plus grands détails , les maladies
qu'ils ont essuyées , leur profession , leurs habitudes , les lieux qu'ils ont habités , leur manière de vivre , etc. , etc.

Il est bien rare qu'en scrutant la vie d'un malade cataracté , ou plutôt son histoire, on ne fi-
nisse pas par trouver la véritable cause qui a donné
lieu au développement de cette maladie , qui n'est
que symptomatique d'une débilité générale ou locale. Cette confession, qui n'a rien d'alarmant pour
l'homme raisonnable , devient d'un puissant secours au praticien. Ce moyen d'investigation ,
mettant sous les yeux de l'homme de l'art toutes
les circonstances de la vie du sujet atteint de cataracte , on ne sera point étonné d'obtenir plus
facilement les données qui doivent conduire à la
connaissance de la cause de la débilité qui a pu
changer la nutrition et faire naître l'état pathologique désigné sous le nom de *cataracte*.

Que l'asthénie dans l'organisme , cause première de la cataracte , provienne d'un mauvais choix d'aliments , d'un défaut de proportion dans les substances végétales et animales qui ont servi à l'alimentation, que cette faiblesse soit déterminée par l'âge (1) , par la constitution , par le climat , par une maladie , etc., le traitement , à des modifications près , sera le même.

Le traitement interne de la cataracte , à cause de la constitution des malades , exige des soins particuliers , une connaissance parfaite de la médecine pratique , et ne sera bien dirigé que par un médecin éclectique, exempt de toute prévention, ne professant aucune doctrine exclusive, d'autant plus que le véritable praticien ne doit adopter que ce qui est conforme à la raison , sans être systématique. Ce n'est pas que nous voulions par là blâmer l'enthousiasme des médecins *physiologistes*, qui exagèrent la théorie de leur chef et l'interprètent à leur manière. Honneur à M. Broussais ! Grace à ce savant , l'émule de Bichat , la médecine a des

(1) On nous fera l'objection que si le malade reconnaît pour cause de sa cataracte la débilité dépendant de l'âge , comment faire pour le rajeunir ? Objection tout-à-fait paradoxale , et qu'il n'est pas difficile de renverser. Il nous suffira de dire que la vieillesse est souvent prématurée , que cette caducité anticipée n'est produite que par une affection provenant des écarts de régime , de l'hygiène mal observée, ou par une maladie quelconque indépendante de l'âge avancé. D'ailleurs qui nous dit qu'on ne parviendra pas un jour à prolonger la vie de l'homme, en rendant son existence plus heureuse, à mesure que la civilisation avancera? et sous ce rapport ne serions-nous pas déja en progrès?

résultats plus certains : il a fait connaître le siége et la cause d'un grand nombre de maladies ; la science lui doit sa plus grande illustration.

L'auteur de l'*Histoire des Phlegmasies* ne tient pas seulement le sceptre de la médecine, il est encore, comme très habile métaphysicien, à la tête de l'une des trois sectes de philosophie dominantes pour le moment en France (1). Ce philosophe de haute portée n'affirme rien concernant la première cause du principe vital ; mais il est au moins aussi éloigné de nier l'existence d'une essence immortelle, pensant qu'il est impossible de connaître aussi exactement cette essence que nous connaissons un fait chimique ou mécanique. Qui nous dit que ce célèbre professeur n'a pas adopté cette manière d'envisager la nature, pour donner à la philosophie de l'identité avec une science naturelle? N'aurait-il pas été porté à en agir ainsi pour donner plus de simplicité à la science, afin de la rendre plus accessible à ses élèves? Il ne nous appartient pas de juger ses intentions, dont nous ne pouvons sans doute concevoir toute la hauteur.

(1) Les opinions philosophiques aujourd'hui régnantes se divisent en trois systêmes : les physiologistes, les théologiens, et les éclectiques. La science des premiers est basée sur des faits, et ne cherche point à comprendre ni à expliquer ce qui est au delà de l'intelligence humaine ; celle des seconds est appuyée sur la foi, qui n'est pas toujours la révélation d'une vérité ; celle des derniers consiste à séparer l'esprit de la matière en rendant le premier exempt des lois de celle-ci.

## TRAITEMENT.

Puisque la cataracte reconnaît pour cause une débilité , d'après les considérations que nous avons signalées et les observations que nous avons faites , le praticien devra, pour la combattre avec succès , s'attacher à détruire cet état de faiblesse auquel les personnes affectées de cataracte sont en proie. Toutes les causes débilitantes pouvant donner lieu à la formation de la cataracte , on est naturellement porté à croire que si l'on soumet un sujet atteint de cataracte, à un régime fortifiant, sa position doit s'améliorer , si la faiblesse ou la débilité qui a produit la cataracte, provient de ce que les aliments dont il se nourrissait, n'étaient pas assez substanciels, pas assez azotés. Il pourrait arriver encore que l'estomac , ou toute autre partie de l'appareil digestif , fût malade , et que la fonction de la digestion fût troublée d'une manière latente. Ce travail de la digestion est quelquefois dérangé , et le plus souvent , par une nourriture qui manque d'eau de végétation. Dans tous les cas, quelle que soit l'origine de la digestion anomale qu'on soupçonne être la cause de la débilité qui produit la cataracte , on se gardera bien d'avoir recours aux émissions sanguines , à la diète , aux vésicatoires, aux émonctoires, et à tout ce qui pourrait produire l'asthénie chez le malade. Car , si jusqu'à présent on n'a pas réussi à détruire la cataracte par un traitement interne, c'est que ne connaissant point la véritable cause du mal , au

lieu de donner un régime analeptique au malade,
on détériorait sa constitution en lui prescrivant un
traitement intempestif. Les praticiens éclairés ,
voyant que toutes les précautions qu'ils s'efforçaient
de prendre pour arrêter la cataracte , ne servaient
qu'à hâter la marche de la maladie , invitaient les
malades à attendre patiemment que la cécité fût
complète pour réclamer les secours de l'art (1).
Eh ! quels secours ! une opération incertaine ! trop
souvent funeste ! et qui, dans les cas les plus heureux, ne donnait au malade que fort peu de vue
et pour un temps trop court ! ce bienfait passager
ne servait qu'à lui faire regretter davantage la
perte de la vision en le plongeant dans les ténèbres
pour jamais.

La première condition de notre traitement, pour
obtenir un succès complet, c'est de faire quitter
au malade sa demeure habituelle, si elle est placée
au milieu d'un air humide et chaud; le voisinage
d'un fleuve, d'une rivière, des marais , ne convient
nullement; il faut , autant que possible, conseiller
au malade une habitation très aérée , mais qui ne
soit pas cependant située dans les montagnes , ni
dans les vallées où l'air est ordinairement chaud et

(1) Plusieurs sujets cataractés , ayant encore assez de
vue pour marcher sans guide, impatients de recouvrer les
prétendus bénéfices d'une opération chanceuse dans toute
la force de l'expression , se sont livrés à des oculistes qui
leur ont fait de belles promesses. Dieu ! quelles promesses !
Ils sont devenus aveugles incurables , ou sont allés au devant de la mort !

humide (1); enfin l'atmosphère la plus propice, dans le traitement de la cataracte, est celle qui convient aux enfants, aux vieillards, aux femmes, et en général aux personnes faibles et douées d'un tempérament lymphatique.

Il est inutile de faire observer qu'avant de commencer l'emploi des moyens thérapeutiques contre l'affection morbide qui nous occupe, il est de toute rigueur de guérir les maladies qui compliquent la cataracte, car celle-ci peut se développer sous l'influence d'un état pathologique qui produirait une débilité dans la constitution. On éloignera donc toutes les causes débilitantes, parmi lesquelles occupent le premier rang : l'humidité, une nourriture malsaine, la privation de végétaux frais, les fatigues de corps et d'esprit, l'action trop prolongée d'une vive lumière, et le mauvais air. Voilà, dans la majorité des cas, les causes premières de la cataracte, si vous y joignez l'idiosyncrasie de certains individus, les boissons de mauvaise nature, les aliments qui ne sont pas assez azotés, une constitution lymphatique, une faiblesse dans l'organisation déterminée, soit par l'âge tendre, soit par la vieillesse. Il est essentiel d'inspirer la confiance au malade, de tranquilliser son moral, qui est ordinairement abattu par la

---

(1) Il paraît démontré aujourd'hui que les maladies du système lymphatique sont endémiques dans les pays où l'air est humide et chaud.

C'est à M. Fodéré, professeur de médecine légale, que nous devons cette observation judicieuse.

crainte de devenir aveugle; un moyen qui nous a toujours réussi à cet égard, c'est de lui montrer des personnes guéries de la cataracte par notre traitement.

Nous avons remarqué que nos guérisons étaient considérablement retardées par les affections morales, surtout lorsque le malade prenait le chagrin à cœur, ou qu'il était tourmenté par la crainte de ne pas recouvrer la vue. Il sera donc important pour le médecin d'entretenir ses malades dans la ferme idée qu'il est sûr du succès, que rien ne doit les alarmer, et qu'ils se réjouiront toujours d'avoir suivi un traitement sans lequel ils seraient devenus ou seraient restés aveugles : ces dispositions morales ne contribueront pas peu à la cure de la maladie qui fait le sujet principal de ce mémoire.

Quant au régime qu'on devra faire suivre aux personnes soumises à notre traitement, il est de la plus grande importance, puisqu'il est indubitable que la nature des aliments influe sur la nutrition, et peut affaiblir ou fortifier la constitution. On ne saurait donc contester que, d'après ce que nous avons dit sur la cause première de la cataracte, qu'on peut considérer comme un défaut de force dans la constitution, un régime fortement réparateur ou fortifiant ne soit celui qui conviendra le mieux, à l'aide des autres agents de l'hygiène (1).

(1) L'équilibre ou l'harmonie de la santé dépend d'une juste proportion entre les aliments et la force digestive ;

Ne savons-nous pas qu'un grand nombre de maladies chroniques ont été combattues avec succès par une alimentation douce et légère dans certains cas, et par un régime analeptique, dans les maladies du système lymphatique? Si nous connaissions mieux les lois de la nutrition, il n'y a pas le moindre doute que nous ne triompherions, par un régime approprié à la constitution individuelle, d'une multitude de maladies qui sont de longue durée et qui vouent les malades à une mort certaine.

On ne sera donc pas surpris de l'influence du régime dans notre traitement, qui, s'il était bien dirigé, suffirait, dans certaines circonstances, pour détruire la cataracte. Le régime est souvent une grande ressource pour le médecin : ne connaît-on

le choix des premiers mérite l'attention spéciale du médecin dans toutes les circonstances de la vie, dans l'état de santé, comme dans celui de maladie. Et si quelques médecins ont fait prévaloir certaine doctrine, on doit l'attribuer plutôt au régime qu'ils ont fait suivre à leurs malades qu'aux médicaments qu'ils ont prescrits : l'homœopathie ne doit ses succès qu'au régime. Un temps viendra où toute la médecine sera due à un régime coordonné aux circonstances qui auront détruit l'ordre de l'économie animale.

La diète et, en général, le régime prescrit par les médecins homœopathistes sont très sévères ; ils ont soin aussi de faire éviter à leurs malades les moindres émotions, les odeurs, etc., etc.

M. Hahnemann, l'auteur de cette doctrine, a peut-être eu l'idée, par son système, de faire voir combien la médecine sans les médicaments et la médecine avec les médicaments avaient des résultats peu différents.

pas les avantages d'un régime fortifiant dans la disposition scrofuleuse, dans le rachitisme ? la déviation de la colonne vertébrale n'est-elle pas souvent traitée avec succès par les agents seuls de l'hygiène. M. Millet, chef de l'établissement orthopédique de Choulan, doit le grand nombre des succès qu'il obtient, au régime qu'il fait suivre aux jeunes personnes qui sont confiées à ses soins, tout aussi bien qu'à l'industrie merveilleuse avec laquelle il a confectionné ses lits, qui joignent à la solidité, à la propreté, une élégance qu'on est surpris de rencontrer dans une maison de santé. Les personnes qui voudront se convaincre de la vérité de ce fait, peuvent visiter le bel établissement de M. Millet : elles seront enchantées de l'ordre qui y règne ; elles y respireront l'air de la santé, et leur promenade ne sera pas perdue ; les médecins y prendront une leçon pratique d'orthopédie, et l'homme du monde sera témoin des miracles qu'opère notre art. Il paraît probable qu'un régime composé principalement de substances animales et des aliments les plus substantiels pris dans les végétaux, donne une plus grande activité à la vue ; car si nous descendons l'échelle des êtres, nous remarquons que les animaux carnassiers ont l'œil plus vif, plus éclatant et la vue plus pénétrante que les herbivores, tandis que ceux-ci ont les yeux ternes et ne conservent pas aussi long-temps leur vue : elle est bien plus susceptible de s'altérer. Les chevaux, les bœufs, les moutons ont fort souvent les yeux cataractés, sont sujets à une infinité de maladies de l'organe de la vue qui n'atteignent jamais les animaux qui ne vivent que de substances animales.

La vue de certains oiseaux de proie est si pénétrante, que la nature, prévoyant le danger de la
trop grande absorption de la lumière chez ces
animaux, les a pourvus d'une membrane cligno-
tante, qui se trouve placée entre le globe de l'œil
et les paupières, et que l'animal tire comme un
rideau pour se garantir de l'impression de la lumière.

Toutes choses égales d'ailleurs, les animaux qui
se nourrissent de substances très azotées, ont une
meilleure vue que ceux dont les aliments sont
privés en partie d'azote (1).

Les carnivores vivent généralement plus long-
temps que les herbivores, et les omnivores pour-
raient peut-être prolonger leur vie, si, sur la fin
de leur existence, ils donnaient pour leur nourriture la préférence aux substances animales, en y
associant par conséquent une moins grande quantité d'aliments pris dans les végétaux.

La perte d'un sens est souvent le précurseur
d'une fin prochaine (2).

(1) L'excès d'azote paraît le caractère propre de l'organisation animale ; le carbone domine dans celle des végétaux.

(2) Cette assertion, tout exagérée qu'elle sera supposée,
trouve une espèce de confirmation dans le bon-mot d'un
philosophe très connu, qui disait lorsqu'il perdait un peu
de sa vue et de l'ouïe : « Ce sont mes bagages qui partent
« pour l'autre monde, et qui m'annoncent que je dois
« déloger bientôt de celui-ci. »
Plusieurs des malades auxquels nous avons rendu la vue

Le traitement que nous avons adopté pour la cure de la cataracte, et dont le régime est fortifiant, avec des modifications selon l'idiosyncrasie des sujets cataractés, nous a toujours paru leur donner une nouvelle vie, et reculer les bornes de leur existence : la physionomie du malade soumis à notre médication, au bout de quelques jours, prend un aspect riant, les fonctions s'exécutent mieux, et un mois après, terme moyen, sa vue s'améliore sensiblement.

Les aliments qui contiennent le plus d'azote, sont les viandes noires. On a remarqué aussi que ces viandes donnent aux organes le plus grand degré de force, animent les sens et augmentent le courage des personnnes qui s'en nourrissent plus spécialement; la diète végétale, au contraire,

par notre traitement interne contre la cataracte, ont été en quelque sorte rajeunis et ont pris un aspect de vigueur et de jeunesse, aussitôt que l'amélioration dans la vision se manifestait.

L'observation journalière nous apprend que certains vieillards ne soutiennent leur existence qu'en mangeant outre mesure ; ce gros appétit doit être tempéré par une bonne hygiène.

A un âge avancé, l'activité cesse dans les organes de la génération d'abord, puis dans ceux de la perception ; elle se concentre, comme dans le bas âge, vers l'appareil digestif, afin de retarder la perte du mouvement vital : c'est ce qui explique cette faim canine qui dévore quelquefois les vieillards, et qu'il faut savoir modérer ou satisfaire à propos, si l'on veut éviter l'altération des organes de la digestion ou faciliter l'accomplissement de cette dernière fonction, sans nuire au cerveau, etc., etc.

diminue les forces de l'homme et détermine une faiblesse générale dans sa constitution. On voit qu'un régime plus ou moins nutritif, composé de substances animales et végétales, peut apporter dans l'organisme des modifications dont le médecin, à l'aide de la thérapeutique, profitera pour combattre les affections asthéniques.

Il ne faudrait pas conclure de ce que nous avons dit sur le régime, des avantages qu'on a droit d'en attendre, que les médicaments doivent être sans effet dans le traitement des maladies des yeux. C'est pourquoi nous joindrons au régime convenable, qui, dans la plupart des cas, sera analeptique, une série de médicaments qui contribueront à seconder la nature pour modifier l'organisme, afin de rétablir les fonctions dans leur état normal, et obtenir par là la guérison, tantôt de la cataracte, tantôt du rhumatisme, ainsi que du plus grand nombre des maladies des yeux, surtout de celles qui proviennent d'un état de faiblesse ou de relâchement du systême nerveux. Il est certain que fort souvent la diminution de la vue, quoique l'œil paraisse dans toute son intégrité, naît d'une lésion ou d'une altération plus ou moins profonde de la sensibilité de l'organe, par défaut de la contractilité de la pupille, par paralysie du nerf optique, de l'iris et de la rétine. Cette lésion comporte plusieurs degrés : d'où il suit que l'affection aménera la cécité, si l'on ne peut rétablir promptement la sensibilité locale, par des moyens stimulants et un régime couvenable; c'est alors que cette maladie prend le nom d'amaurose. Mais avant qu'elle soit arrivée à ce degré alarmant qui n'offre que fort peu d'espérance au médecin, la cécité ne sera que momentanée, si la sensibilité de l'organe a été seulement émoussée ou suspendue, et non tout-à-fait éteinte. L'amaurose est une maladie des plus graves, lorsqu'on peut établir son diagnostic; et ce qui doit le plus éveiller l'attention du praticien, c'est que toute diminution de la vue dépendant d'un relâchement dans les parties qui constituent l'œil, peut produire l'amaurose.

Il faut donc que le médecin, dans une semblable occurrence, s'attache à détourner l'orage qui menace le sujet d'être atteint d'une cécité incurable; le moindre retard donnant trop d'intensité à la maladie, il devient impossible d'en triompher, attendu que l'organe s'altére quelquefois profondément. Dès l'instant qu'une affection a changé la nature des parties qui constituent un organe, les secours de l'art les mieux dirigés deviennent, sinon impuissants, du moins bien chanceux.

Le rhumatisme, affectant les personnes qui ont une altération dans la vue, et qui sont presque toutes avancées en âge, est toujours chronique; il est extrêmement rare qu'il soit aigu. Aussi, au début de notre traitement, la maladie que le temps à déja affaiblie, ne tarde pas à disparaître, quoique souvent le malade ait fait inutilement des tentatives pour détruire cette affection, qui se fait sentir au moindre changement dans l'atmosphère.

L'ophthalmie scrofuleuse dont les enfants sont si souvent atteints, qui tient à la constitution lymphatique, et qui est toujours assez rebelle au traitement, parce que le praticien s'abuse sur la nature de la maladie, qui est générale, et que souvent il traite comme une affection locale ou une simple inflammation de l'œil, disparaîtra bientôt, si le médecin soumet son malade à un régime fortifiant, à l'insolation avec le soin de garantir les yeux de l'action directe des rayons solaires, et à quelques évacuants légers pour donner plus d'activité à la digestion, ayant égard à tout ce qui pourrait contre-indiquer de semblables moyens. Il peut arriver néanmoins que cette ophthalmie, combattue avec les soins les plus propres à la détruire, résiste au régime, aux moyens hygiéniques, et même à l'action de certains médicaments. Ce cas, quoiqu'assez rare, se rencontre encore : c'est lorsqu'on n'a pas réclamé assez tôt les secours de l'art, et que la maladie a apporté un désordre ou une lésion dans l'organe. Il est certain que quand il y a altération, désorganisation, que l'organe est en partie détruit, on ne peut qu'enrayer la maladie, l'empêcher d'étendre ses ravages, mais non rétablir l'organe dans toute son intégrité. Voilà souvent la cause des sarcasmes dirigés contre la médecine : on vient consulter l'homme de l'art, après avoir fait un traitement empirique qui n'a servi qu'à exaspérer la maladie ; et l'on exige de lui, ce qui est au dessus de sa puissance, de créer un organe qui a été détruit de fond en comble ; on ne lui sait pas même gré d'avoir sauvé le malade. Heureusement que sa conscience le console de cette injustice, et que, dans cette circonstance, il est en butte à des reproches qui émanent d'une maladie morale du vulgaire, l'ignorance; cette ignorance se rencontre, mais rarement, il est vrai, dans les hauts rangs de la société : *errare humanum est.*

Si nous étions dans l'intention de donner tout le développement que notre sujet peut comporter, nous aurions bien d'autres détails à faire connaître; mais les bornes de cet ouvrage nous forcent à en resserrer le cadre, d'autant que les médecins sauront suppléer à ce qui manque aux considérations physiologiques que nous avons avancées.

Si le régime a la propriété de modifier l'état des propriétés vitales de l'organisme, ce n'est pas une raison pour nous borner à son emploi dans le traitement de la cataracte, des affections asthéniques des yeux et du rhumatisme chronique ; plusieurs substances naturelles, soumises ou préparées par l'art pharmaceutique, sont douées de la faculté de changer la disposition de nos organes, en rappelant l'action vitale à un ordre plus conforme et plus salutaire.

Ces substances naturelles, dont la thérapeutique profite pour combattre les maladies et rétablir l'état normal des organes, ou plutôt ces médicaments, sont en assez grand nombre dans le traitement qui fait l'objet spécial de notre travail. Nous allons expliquer pourquoi nous avons donné la préférence à tel ou tel médicament; nous suivrons toujours notre marche du connu à l'inconnu. Nous nous sommes demandé d'abord, pour la première maladie, qui est la cataracte, après avoir reconnu que l'asthénie de l'organisme en est la cause première, si l'effet de cette cause, dont la manifestation est l'opacité du crystallin, ne pouvait pas aussi être combattu en même temps que la cause. En attaquant ainsi la cataracte dans la cause et l'effet, si nos efforts étaient dirigés avec sagesse, nous avions droit d'espérer plus de succès, la maladie étant prise, pour ainsi dire, d'assaut, sur les deux points les plus saillants, sa cause et son développement. La chimie nous a éclairé dans notre investigation; nous avons été à la recherche des faits qui se rattachent par quelque analogie au phénomène ou au résultat que nous cherchions a obtenir.

L'effet de la cause de l'asthénie, ou la cataracte, ou l'opacité du crystallin ne pourrait-il pas être détruit par une action chimique? ne savons-nous pas que le carbone ou charbon pur, par sa faculté d'absorber les gaz, est employé pour la purification des eaux les plus infectes? Le charbon ou carbone, comme on voudra le désigner, a aussi la propriété de décolorer les dissolutions colorées par des substances végétales et animales; le grand emploi qu'on en fait pour décolorer les sirops et le vinaigre prouve ce que nous avançons. Le carbone, dont la thérapeutique tire déja de grands avantages et dont les effets sur l'action vitale sont loin d'être dangereux, sera donc pour nous un puissant secours dans le traitement de la cataracte. On ne manquera pas de nous objecter superficiellement que les corps qui ont une action chimique connue n'exercent pas cette action de la même manière lorsqu'ils sont introduits dans

notre organisme; que la digestion les modifie
d'une telle manière, qu'ils produisent souvent des
effets contraires à ceux qu'on aurait droit d'en
attendre. Eh bien ! nous, nous dirons que la nature
est toujours la même dans tous ses actes, que
ses lois sont immuables pour la matière comme
pour les corps organisés. Le carbone a en outre
la propriété de détruire la putrefaction ; on se
sert même de cette propriété pour conserver les
substances animales, pour détruire et anéantir
leur mauvais goût, l'odeur infecte, quand la pu-
tréfaction est commencée. Le charbon, à cause
de sa vertu désinfectante, mériterait de fixer
plus spécialement l'attention des médecins, puisqu'on peut l'introduire sans danger dans le tube
digestif, et à des doses plus ou moins convenables.

Quand on observe la nature dans toutes ses conséquences relativement aux corps organisés, cette
classe de corps qui comprend les végétaux et les
animaux, a des lois constantes : le fruit ou la
graine d'un végétal, qu'on peut considérer, qu'on
doit même regarder comme l'œuf de la plante,
si nous la comparons pour un instant et par abstraction à un animal, ce fruit, cet œuf, ce fœtus,
cet embryon, si vous le placez dans des circonstances favorables, se développera toujours avec les
mêmes formes, toutes choses égales d'ailleurs.
Si ce fruit qui est un être vivant, tant qu'il n'a pas
perdu les qualités inhérentes à son développement,
vous le confiez à la terre pour la continuation de
sa vie future qui est indéfinie en passant par ses
diverses métamorphoses, ne sera jamais altéré

dans son accroissement que par le climat, par les substances renfermées dans la terre ou dans l'air, mais jamais par un principe inhérent à sa nature.

Cette loi immuable de la nature est la même pour les animaux en général. L'organisation des végétaux et des animaux est toujours identique ; elle peut éprouver quelque altération depuis la naissance de l'individu jusqu'à sa mort, mais ces alterations ne provienne point de la nature intime de l'individu. On peut déduire de cette règle générale que l'homme par sa nature est toujours, comme tous les corps organisés, un être parfait par sa structure, par les principes qui le constituent, et que son organisation ne devient défectueuse que par la fausse direction que lui imprime les agents au milieu desquels il est destiné à vivre, si ces agents ne coïncident pas avec ses besoins naturels. La véritable médecine, la philosophie de cette science, consistera donc a bien étudier les lois que la nature observe dans le développement des êtres. D'après ce que nous venons de signaler à l'attention de l'homme de l'art, on comprendra facilement l'influence d'un corps quelconque introduit dans notre organisation, par le tube digestif, principal organe réparateur de tout animal vertébré. On voit que l'observation de certaines propriétés du charbon nous a fourni les moyens d'apporter, à l'aide de cette substance élémentaire, une modification dans l'organisme, capable d'agir plus ou moins activement sur la nutrition. C'est un fait incontestable ; une faible dose de carbone, donnée et prise en même temps que les aliments, détruit les gaz, les nausées, et rend la digestion moins laborieuse. Nous en avons fait l'experience sur un grand nombre de personnes.

Parmi les éléments ou les corps simples soumis à notre observation , plusieurs sont susceptibles d'être employés avec avantage dans le traitement de la cataracte, du rhumatisme , etc. Nous avons le chlore et diverses de ses combinaisons avec d'autres corps.

Si l'on examine, si l'on compare les propriétés de cet élément avec le carbone, nous ne tardons pas à apercevoir qu'ils jouissent tous deux, presque à un degré égal , de la vertu de décolorer les corps , de les désinfecter et de s'emparer de l'hydrogène. C'est ainsi que le chlore, en se combinant avec l'hydrogène des gaz méphitiques, les décompose , et empêche la transmission des miasmes dangereux. La grande affinité du chlore pour l'hydrogène nous a décidé, plutôt que toute autre raison , à mettre ce gaz au rang des médicaments que nous employons dans notre mode curatif de la cataracte. Le brome et l'iode, qui ont encore une grande affinité pour l'hydrogène et beaucoup d'analogie avec le chlore, sont encore d'un grand secours dans les ophthalmies scrofuleuses , la cataracte et les maladies de l'œil, provenant d'une débilité dans l'organisme. Ces médicaments, quoique d'une grande activité , sont très *innocents*, c'est-à-dire que leur emploi n'offre pas le moindre danger, si l'on en fait usage avec modération et discernement ; il ne faut pas perdre de vue l'idée qu'un médicament ne doit jamais être administré qu'avec la plus grande circonspection, et qu'aussitôt que le malade en éprouve

la moindre fatigue, il faut le suspendre ou dimi-
nuer au moins la dose. Il en est des affections de
l'organe de la vue comme d'une maladie vénérienne :
vous devez faire cesser l'usage des remèdes, dès
que leurs effets se manifestent d'une manière trop
active, de même dans les maladies des yeux, vous
serez dans la nécessité absolue d'interrompre le
traitement, si le malade se sentait plus souffrant,
abstraction faite du temps opportun pour adopter
l'emploi d'une substance médicamenteuse et des
circonstances convenables à son administration. Le
soufre est encore une substance simple qui n'a pas
peu contribué au succès de notre traitement, moins
à cause de son affinité pour l'hydrogène, qu'en
raison de sa propriété diaphorétique. Nous avons
remarqué que les malades, soit qu'ils fussent atteints de cataracte, soit qu'ils eussent une autre
maladie de l'œil lorsqu'ils étaient affectés en
même temps de douleurs rhumatismales, se trouvaient bientôt mieux, dès que nous ajoutions à leur
traitement une préparation sulfureuse. Mais l'usage
du soufre ne sera continué que pendant le règne
du rhumatisme, parce que ce remède s'opposerait
à la guérison; c'est ce que nous avons cru observer
le plus ordinairement.

Une grande difficulté s'opposait à notre mode
curatif de la cataracte et des affections asthéniques
des sens, c'était la présence des acides en trop
grande abondance dans la digestion, c'est-à-dire
dans l'estomac au moment où la fonction de la
digestion s'opérait. Nous avons dit : cette fonction
qui élabore les aliments ne peut être dérangée que

de trois manières : ou par une maladie qui aura son siége, soit dans l'estomac, soit dans toute autre partie du corps; ou par la présence d'un corps délétère; ou bien encore par la formation de plusieurs gaz de certains acides, tels que l'acide carbonique, l'acide oxalique, le gaz hydrogène, l'ammoniaque, l'acide hydrosulfurique, etc. Connaissant déja les corps qui, par leur grande affinité pour l'hydrogène, détruisent les gaz et quelques acides nuisibles à la fonction digestive, nous avons cru qu'il fallait choisir un médicament qui eût la faculté de s'emparer des acides, à un degré éminent. Nous avons eu recours à un sel à base de potasse ou de soude, parce que la chimie nous apprend que ces deux alcalis ont une grande affinité pour tous les acides.

Comme on ne peut donner à l'intérieur des alcalis purs, par la raison que ce sont des *caustiques*, et par conséquent des poisons énergiques, nous avons adopté l'usage d'un sel formé d'un de ces alcalis et d'un acide qui fût précipité de ses combinaisons solubles par tous les acides, même par l'acide carbonique. C'est ce qui nous a décidé à donner la préférence au silicate de potasse ou a celui de soude : on sait qu'une dissolution de silicate de potasse exposée à l'air perd, dans un certain temps, tout l'acide silicique.

Il est inutile de dire que ces préparations chimiques seront avec excès d'alcali.

Voilà les principaux médicaments dont nous avons fait usage dans le traitement de la cataracte et des affections des yeux ; ce ne sont pas les seuls, mais nous les signalons, parce que nous croyons être le premier qui avons songé à leur emploi dans une semblable occurrence. Quant aux autres moyens curatifs, nous avons rempli les indications qui se présentaient, ayant néanmoins égard auxcomplications et à l'effet des nouveaux remèdes adoptés.

Le traitement doit varier selon les maladies qu'on se propose de combattre, selon que l'affection est simple ou compliquée, et il faut, avant d'avoir recours à l'ensemble bien combiné des moyens que nous avons indiqués succinctement, faire tomber l'éréthisme général ou local, si l'on ne veut pas être exposé à voir le traitement sans aucun effet.

Comme les émissions sanguines sont presque toujours dangereuses dans les affections asthéniques de la vue, on se gardera bien de tirer du sang. Un grand nombre de malades attribuent la diminution de leur vue, ou à une saignée faite par la lancette, ou à une application de sangsues. Il nous est arrivé souvent d'observer, après une émission sanguine abondante, pour cause indispensable, telle que l'apoplexie, que la vue de notre malade s'était considérablement affaiblie, et que cette diminution de la vue devenait permanente, malgré les moyens que nous avons mis en usage pour rétablir la vision dans son état normal. Nous savons bien qu'une saignée, chez les jeunes adultes, produit une diminution ou aberration momentanée de la vue, à cause du relâchement des vaisseaux sanguins ; mais on ne doit, dans ce cas, tenir aucun compte de cette faiblesse instantanée de la vue, qui ne tarde pas à disparaître, aussitôt que le malade a récupéré son sang. Il n'en est pas de même pour les enfants et les vieillards ; on doit être très avare de leur sang : c'est le soutien de leur existence ; il n'est jamais en trop grande abondance chez eux.

Pourquoi n'aurait-on pas recours à la diète, à un régime convenable pour abattre l'irritation qui complique une maladie de l'œil, plutôt que de faire des saignées ?

Les révulsifs, les purgatifs légers, la diète et un certain régime feront tomber l'éréthisme tout, aussi bien qu'une évacuation sanguine. Ces derniers moyens seront subordonnés à la position du malade, afin de ne pas augmenter sa faiblesse, cause première de l'altération de sa vue.

Les moyens hygiéniques et pharmaceutiques étant connus en partie, d'après les explications que nous avons données, il sera facile au médecin d'en faire l'application, en commentant les faits que nous allons donner à l'appui.

*Première Observation.* — Madame B......, âgée de soixante-et-un ans, d'un tempérament lymphatique, ayant les yeux cataractés depuis neuf ans, habitant un village du département de l'Isère, dans une vallée où l'atmosphère est humide et chaude, ne voyant pas assez pour marcher seule, a été soumise à notre traitement pendant trois mois.

Selon ce que nous avons appris de Madame sur ses habitudes, sur sa manière de vivre, etc., nous avons été persuadé que la cause qui avait produit la cataracte pouvait être attribuée d'abord à l'air humide et chaud, au milieu duquel Madame vivait ; ensuite un genre d'aliments qui ne se trouvaient pas assez azotés. Nous avons donc engagé Madame à se loger dans un endroit aéré où l'atmosphère fût dans un état de pureté, et sèche. Un air pur et sec produit sur le système cutané une excitation qui se répartit à tous les organes et les maintient dans un état d'éveil et d'activité très favorable à leur nutrition. Pour stimuler les organes et remonter leur force et leur activité, nous avons conseillé les aliments pris dans les plantes crucifères, les choux, les raves, les radis ; les viandes rouges, le mouton, le bœuf, le lièvre, la bécasse, toutes viandes rôties et peu cuites. Les aliments farineux et féculeux, tels que pommes de terre, haricots, châtaignes, etc., comme peu nourrissants, ont été proscrits, ainsi que les sucrés, les huileux et le lait.

La bière chargée en houblon, et le bon vin, convenablement étendu d'eau, ont été donnés pour boissons.

Afin d'entretenir une grande activité dans les fonctions de la circulation et de la nutrition, un exercice modéré a été conseillé.

Nous avons maintenu dans l'état naturel, quelquefois même favorisé les évacuations alvines, urinaires, la transpiration cutanée, etc. Souvent ces évacuations ou excrétions retenues, supprimées ou négligées, sont elles-mêmes causes de maladie ; et, dans d'autres circonstances, les entretiennent et les aggravent. L'imagination de la malade a été calmée par l'espoir d'une prompte guérison.

Quant aux médicaments que nous avons employés comme accessoires des moyens hygiéniques, nous les avons pris dans la classe des toniques et dans celle des excitants, outre l'usage du chlore étendu dans l'eau et d'une goutte de teinture d'iode tous les deux jours.

Madame prenait, matin et soir, dans une verrée d'eau, une cuillerée à bouche du sirop diaphorétique suivant :

    Houblon, . . . . . . . . . . ℥ ſs.
    Quinquina, . . . . . . . . . ℨ iii.
    Salsepareille, . . . . . . . . ℔ i.
    Gaïac, . . . . . . . . . . . ℥ i.
    Sommités de chanvre en fleur, m. i.
    Eau et sucre, s. q. pour un litre de sirop.

Au bout de quinze jours de cette médication, la vue de l'œil gauche, dont la cataracte était moins avancée, a éprouvé une amélioration qui permettait à la malade de distinguer parfaitement la forme des corps; plus tard et progressivement le crystallin est devenu moins opaque dans les deux yeux, de telle sorte que deux mois et demi après, Madame pouvait lire ses Heures à la messe. Le traitement a duré depuis le 3 février 1830 jusqu'au 1er mai de la même année. Nous ne voulions pas l'interrompre; mais cette dame, ne pouvant résister au plaisir de rentrer dans sa famille, a, malgré nos instances, cessé son traitement, en nous disant qu'elle y voyait assez pour lire et écrire, et qu'elle priait Dieu de rester ainsi.

IIme *Observation.* — Mademoiselle L., âgée de soixante - quatre ans, d'un tempérament lymphatique et nerveux, s'est toujours assez bien portée, excepté qu'elle a été en proie, à certai-

nes époques, selon les variations de l'atmosphère,
à des douleurs rhumatismales qui avaient leur
siége, tantôt au bras gauche, tantôt à la cuisse
du même côté; quelquefois, mais rarement, à la
tête. Cette demoiselle s'est présentée chez nous, le
20 février 1830, l'œil gauche cataracté complètement; la cataracte de l'œil droit était moins avancée.

La malade avait de la peine à se conduire seule,
et son rhumatisme se fesait sentir au moindre
changement de temps. Nous avons fait suivre à mademoiselle le traitement suivant :

Le matin, à jeûn, et le soir en se couchant,
une cuillerée à bouche du sirop diaphorétique,
étendu dans une verrée d'eau.

Nous avons combattu l'état nerveux avec des lavements, la constipation par des laxatifs doux, et
l'état de débilité de la malade avec un régime fortifiant. La digestion étant quelquefois laborieuse,
nous avons eu recours au bicarbonate de soude,
à la dose de dix grains, associé à une petite quantité de sucre et de carbone. Après vingt jours de ce
traitement, le rhumatisme ne se manifestait plus,
malgré le mauvais état de l'atmosphère; mais la
vue était toujours la même, sans amélioration. Alors
nous avons fait prendre à la malade, dans le courant du jour, plusieurs verrées d'eau sucrée, chargée d'un courant de chlore. Ce n'est qu'au bout de
cinquante jours que la malade a éprouvé un changement en mieux dans sa vue.

Depuis cette époque, à l'aide de notre médication, les deux crystallins sont devenus moins opaques; ce qui a permis à la malade de se livrer à

quelques petites occupations. Le traitement n'a été continué que trois mois et demi. Nous avons vu la malade le 12 mars 1833 ; sa vue avait bien diminué un peu, mais elle voyait encore assez pour distinguer l'heure à une montre. Nous ferons observer qu'on ne doit donner aucun remède, sinon le sirop dépuratif, avant la cessation complète de l'affection rhumatismale. Nous sommes assuré que si le traitement eût été continué plus long-temps ou repris plus tard, la malade s'en serait bien trouvée tant pour sa vue que pour sa santé.

III^me *Observation.* — M^me D., d'une assez forte constitution, quoique d'un tempérament lymphatique et sanguin, âgée de cinquante ans, avait joui d'une santé parfaite jusqu'à sa quarante-sixième année, époque où elle fut fatiguée par la disparition de ses règles et par un rhumatisme aigu.

Le médecin qui lui donna ses soins, calma ses souffrances à l'aide de la diète, d'une boisson diaphorétique, et de plusieurs applications de sangsues et de fumigations avec les plantes aromatiques et le camphre. Ces divers moyens n'agirent que lentement et à la longue ; M^me D. ne quitta son lit que deux ans après, sans être totalement débarrassée de ses douleurs rhumatismales, qui étaient passées à l'état chronique. A ce rhumatisme chronique, qui parcourait toutes les parties du corps, à des intervalles plus ou moins longs, selon l'état de l'atmosphère, succéda bientôt un trouble dans la vision. L'œil droit, le plus affecté, avait son crystallin déja très opaque ; il était d'un blanc nacré et mat. J'annonçai à la malade que ses yeux étaient cataractés, mais que la maladie était à peine commençante dans l'œil gauche , car le crystallin gauche n'avait pas toute sa transparence.

M^me D. commença l'usage du sirop dépuratif , le régime tonique , et but quelques tasses d'infusion de fleurs de mauve , pendant un mois et demi. Ce traitement ayant fait disparaître le rhumatisme , nous donnâmes alternativement à la malade , et à des doses minimes, l'iode en teinture , l'iodure de soufre , le charbon végétal uni au sucre, et le chlore étendu dans l'eau , sans discontinuer l'emploi du sirop. Chacune de ces substances a été administrée seule, et son emploi suspendu aussitôt que la malade en éprouvait le moindre malaise. ( Cette observation , si nous eussions douté de l'analogie de la cause du rhumatisme avec celle de la cataracte , pouvait bien confirmer, sinon la réalité à cet égard, au moins notre présomption. )

Le traitement a commencé le 2 mars 1830 et fini le 31 juillet de la même année.

Il a fallu un mois et demi pour guérir le rhumatisme , et cinq mois pour obtenir la transparence des deux crystallins. — Nous avons examiné plusieurs fois les yeux de M^me D. plus de deux ans après notre médication , et sa vue , sans être dans son état normal , était assez bonne pour lui permettre de lire et d'écrire.

IV^me *Observation.* — M. P., d'une constitution nerveuse, ayant toujours été maigre et pâle, âgé de soixante-et-un ans, ayant une sœur qui a la cataracte, et issu d'une mère qui l'a eue aussi, à un âge avancé , aux deux yeux , s'est présenté à nous, les yeux cataractés inégalement, l'œil droit complètement privé de lumière, et de l'autre apercevant à peine les objets d'une manière confuse.

Le traitement a commencé le 25 mars 1830, et a été continué jusqu'au 1er juin suivant. Un régime analeptique, le charbon végétal uni au sucre, le chlore, le sirop diaphorétique et les règles de l'hygiène bien observées ont amené une amélioration dans la vue de M. P., amélioration qui est arrivée lentement, attendu que le malade était épuisé par des maladies vénériennes et autres, mal traitées, et par une affection morale.

M. P., étant dans une disposition d'esprit contraire à sa situation et au succès du traitement, nous avons été forcé de cesser de lui donner nos soins.

Ve *Observation*. — Mme V., âgée de soixante-six ans, d'une constitution nerveuse et lymphatique, s'étant toujours bien portée, est venue réclamer nos soins le 27 mars 1830 et a été soumise dès le même jour à un régime fortifiant, à l'usage du sirop diaphorétique, du carbone et du chlore. Les paupières supérieures avaient une telle faiblesse, que, malgré les efforts de toute espèce, la malade ne pouvait les relever qu'à moitié, phénomène qui accompagne souvent la diminution de la vue, mais que nous combattons toujours avec succès par l'emploi d'un collyre composé avec cinq grains d'acétate de morphine, trois gros d'alcohol, et deux onces d'eau distillée.

Pendant le premier mois de notre médication, la vue était plus troublée, mais elle est devenue ensuite progressivement meilleure. Mme V., dont les yeux étaient cataractés, mais y voyant encore un peu de l'œil droit, a suivi notre traitement pendant trois mois, et, au bout de cet espace de temps, a cessé notre médication, malgré nos instances, parce que, disait-elle, « j'ai recouvré assez de vue pour « mon utilité et pour me livrer à la lecture, sauf « à reprendre le traitement, si ma vue venait à « baisser ».

Nous avons vu M^me V. deux ans après; ses yeux étaient encore cataractés, mais la maladie ne fait pas de progrès ; elle est enrayée, et nous pouvons affirmer que M^me V. ne sera jamais aveugle, tandis que la cécité serait survenue il y a long-temps, si cette dame n'eût pas été traitée par notre méthode.

VI^e *Observation*. — M. R., âgé de soixante-et-douze ans, d'un tempérament sanguin et lymphatique, ayant une constitution éminemment affaiblie par des travaux de corps et d'esprit, atteint d'une cataracte complète à l'œil droit, et l'autre œil cataracté, mais dont le crystallin n'était pas encore tout-à-fait opaque; ce qui permettait au malade de distinguer de cet œil seulement les objets d'une manière confuse. Après quelques jours de notre traitement, la santé s'est améliorée, la vue a augmenté d'étendue et quatre mois de notre traitement, ont suffi à M. R. pour lui permettre de se livrer à ses occupations ordinaires. M. R. que nous avons vu plus d'une année et demie après, à pris de l'embonpoint, et nous a dit, pour nous servir de ses expressions, que nous l'avions rajeuni.

Le traitement a commencé, le 15 mars 1830, par l'emploi du sirop diaphorétique, du collyre avec l'acetate de morphine ; par l'usage du chlore , du carbone et de la teinture d'iode, alternativement, pour ne pas fatiguer l'estomac. Le régime fortifiant et quelques laxatifs ont été mis en usage, bien entendu que nous avons rempli les indications qui se sont présentées. Nous avons recommandé à M. R., quand il a cessé son traitement, de suivre un régime analeptique , et de prendre encore du sirop diaphorétique.

VII<sup>e</sup> *Observation.* — M<sup>lle</sup> M., âgée de soixante ans , tempérament lymphatique, ayant les yeux cataractés au point de ne pouvoir plus distinguer les objets , a commencé notre médication le 2 avril 1830. Attribuant la cause de sa maladie, après un examen attentif de sa position , à une débilité de l'organisme, nous avons conseillé un régime analeptique, le sirop diaphorétique, le chlore, l'iode, le brôme et le carbone. Le brome et l'iode étant des substances très actives, nous les avons donnés séparément et à des doses très minimes , telles que la seizième, la douzième partie d'une goutte de teinture de brome et une goutte de teinture d'iode, bien entendu que l'une ou l'autre de ces teintures a été étendue dans une demi-verrée d'eau au moins. Pendant un mois, notre traitement, quoique bien dirigé , ne produisait aucun effet sur la malade, sinon celui d'améliorer la constitution ; la vue était toujours dans le même état ; ce ne fut qu'au bout d'un mois et demi que l'amélioration de la vue s'est manifestée par une lueur qui ne permettait pas encore la distinction des objets. Peu de jours après, Mademoiselle voyait les corps d'une manière confuse , et surtout ceux qui étaient d'une couleur éclatante. Cinq mois de traitement lui ont donné assez de vue pour parcourir les rues de Lyon sans guide.

Les deux crystallins n'avaient pas cependant repris toute leur transparence; on pouvait encore, sur l'œil gauche, qui avait été cataracté le premier, reconnaître la présence de la cataracte ou l'opacité du crystallin. Nous sommes convaincu que , si le traitement eût été continué, nous aurions rétabli la vue dans son état normal , relativement néanmoins à l'âge de la malade, car une personne de soixante ans, ne voit jamais comme elle voyait à quinze.

VIII<sup>e</sup> *Observation.*— M<sup>me</sup> M., âgée de cinquante-deux ans, d'une constitution éminemment lymphatique, dont les tissus sont d'une mollesse remarquable, ayant une hernie inguinale depuis huit ans, est venue nous consulter pour ses yeux, dont le droit, qui , à ce qu'elle nous a dit, a toujours été d'une grande faiblesse , est cataracté depuis quatre ans , mais l'autre seulement depuis quinze mois. Notre sirop , un régime convenable, modifié selon la position de la malade , qui était souvent en proie à des coliques assez fortes pour nécessiter des fomentations émollientes , les boissons adoucissantes, les lavements, etc., ont bientôt mis la malade dans la position de suivre un régime analeptique, de boire de l'eau *chlorurée* , et de prendre alternativement du carbone associé au sucre ou une goutte de teinture d'iode , dans une verrée d'infusion de fleurs de mauve. Comme les paupières supérieures étaient relâchées (ce qui arrive souvent lorsque les malades perdent ou ont perdu leur vue) , nous avons

combattu cette chute des paupières avec le collyre composé d'acétate de morphine, d'eau distillée
et d'un peu d'alcohol rectifié. L'emploi de ce collyre
est bien simple , il suffit d'en laver l'œil plusieurs
fois par jour , avec la précaution de le maintenir
fermé autant que possible pendant cette petite ablu-
tion. L'amélioration de la vue s'est d'abord manifestée à l'œil gauche, après vingt jours de traitement ; puis, deux mois plus tard, la malade distinguait confusément les objets de l'œil droit. Une
chose remarquable et dont nous n'avons pu nous rendre raison, c'est que l'œil gauche, après avoir acquis
assez de vue pour reconnaître les couleurs les plus
saillantes , est resté dans le même état ; tandis que
le droit, qui était bien plus affecté dans le principe,
est devenu le meilleur au bout de six mois.

On ne peut expliquer ce phénomène qu'en sup-
posant qu'il y a dans cet œil une lésion latente ;
car l'inspection et les rapports de la malade ne fournissent aucune donnée à cet égard. M<sup>lle</sup> M., a non
seulement recouvré assez de vue pour vaquer à
ses affaires ; mais encore, comme la plupart des
malades qui sont soumis à notre médication , sa
constitution s'est améliorée. On voit évidemment
par cette observation que la cause de la cataracte
n'était que l'asthénie de la constitution produite
par des digestions laborieuses, dues d'abord à l'inflammation du tube digestif, puis à une mauvaise
alimentation, à la non-observance des règles de l'hygiène, et peut-être encore à l'idiosyncrasie du sujet.

IX<sup>e</sup> *Observation*.—M<sup>me</sup>B., âgée de soixante-quatre ans, d'un tempérament nerveux et lymphatique,

affectée depuis vingt ans, d'un écoulement qui a sa source dans l'utérus, s'est présentée chez nous avec les yeux cataractés, le 5 avril 1830. La leucorrhée nous a mis sur la voie pour connaître la cause de la débilité qui a donné lieu au développement de la cataracte. Nous avons dit : Puisque l'inflammation chronique de l'utérus ou des parties sexuelles existe depuis vingt ans, il faut que cette phlegmasie soit sous la dépendance d'une irritation d'un point du tube digestif pour persister aussi long-temps. Ce que nous avons prévu existait réellement ; car, en rétablissant le tube digestif dans son état normal, nous avons guéri la leucorrhée. Cette guérison obtenue, la malade a fait usage de notre sirop, du chlore, de l'iode; à ces médicaments nous avons ajouté les bains tièdes ou presque froids avec addition d'une livre d'hydrochlorate de soude et un litre d'eau de goudron (1), plus un régime fortifiant, un exercice modéré, et l'usage de la bière chargée de houblon. Quatre mois de notre médication ont suffi pour produire une amélioration telle dans la vue, que la malade, qui ne pouvait marcher sans guide, non seulement peut se livrer à ses occupations, mais encore se porte beaucoup mieux, depuis qu'elle est débarrassée de son écoulement ; elle se trouve, pour nous servir de son expression ( qui nous est souvent répétées par nos malades), rajeunie. Cependant, quoique M^{me}B., ait recouvré assez de vue pour lire et écrire, les

______

(1) Un bain ainsi préparé équivaut à un bain d'eau de mer.

deux crystallins n'ont pas repris toute leur transparence. Nous pensons que les malades qui suivent notre médication, devraient, sinon la continuer un an ou deux, du moins être soumis à un régime approprié qui ne dérangerait en rien leurs habitudes.

Mais nous avons observé qu'aussitôt que nos malades commencent à y voir, ils veulent de suite quitter le traitement, tantôt parce qu'ils veulent retourner au sein de leur famille, tantôt parce que, l'amendement de la vue étant progressif, ils s'imaginent que le traitement n'a plus d'action. Maintenant que notre médication sera publique, il sera facile pour chaque malade, de la suivre dans son domicile, si rien ne contrarie le régime, et si les règles de l'hygiène ne s'y opposent point.

X<sup>e</sup> *Observation.* — M<sup>me</sup> J., âgée de soixante-huit ans, d'un tempérament lymphatique et éminemment nerveux, est venue réclamer nos soins pour ses yeux, qui étaient cataractés depuis trois ans, le crystallin de l'œil gauche était beaucoup plus opaque. Le traitement a commencé le 12 avril 1830, et a cessé le 22 juin de la même année. Avant d'administrer nos remèdes, nous avons conseillé les bains, les lavements de mauve, de son, et un régime doux. La grande susceptibilité nerveuse de M<sup>me</sup> J.. étant calmée, nous n'avons pu donner qu'une cuillerée à café de notre sirop, au lieu d'une cuillérée à bouche, comme c'est l'habitude pour ceux qui n'en sont point fatigués. Peu de temps après l'usage du sirop, nous avons fait prendre à Madame l'eau chlorurée à petite dose, le carbone uni au sucre, et quelquefois, mais rarement une goutte de teinture d'iode étendue dans une grande verrée d'eau sucrée. Le crystallin du côté droit a repris assez de transparence pour permettre à la malade de distinguer la forme des corps. La malade, dont l'impatience n'a pas même pu être contenue pendant le traitement, a cessé notre médication en nous disant qu'elle y voyait assez pour se conduire, et qu'elle était contente.

. XI<sup>e</sup> *Observation.*— M<sup>me</sup> G., âgée de quarante-un ans, d'un tempérament lymphatique et bilieux, s'est toujours assez bien portée jusqu'à l'âge de trente-huit ans, époque à laquelle elle fut atteinte d'une fièvre muqueuse; à cette fièvre succéda un rhumatisme articulaire, puis la cataracte aux deux yeux , et l'œil droit a été opéré sans succès. Le rhumatisme auquel M<sup>me</sup> G. avait été en proie, nous indiquait assez la conduite que nous avions à tenir dans le traitement , puisque nous connaissions par analogie la cause de l'opacité du crystallin. Le sirop diaphorétique , la teinture de brome, celle d'iode, des préparations sulfureuses, l'infusion de fleurs de mauve et un régime analeptique ont bientôt déterminé une amélioration dans la santé et détruit en partie l'opacité du crystallin gauche. Il est étonnant que les personnes affectées de la cataracte et qui ont eu des douleurs rhumatismales, recouvrent plus tôt la vue par notre médication que celles qui sont cataractées et qui n'ont jamais eu de rhumatisme.

On serait tenté de croire que la cataracte reconnaît plusieurs causes qui ne sont pas de même nature.

L'œil qui a été opéré n'a éprouvé aucun changement de notre médication, excepté que la malade, après quelques ablutions avec le collyre dans lequel il entre de l'acétate de morphine, n'y a plus ressenti la moindre douleur, tandis qu'auparavant il était le siége d'une douleur lancinante. La malade y voit assez maintenant pour lire une affiche dont les lettres ont une certaine dimension; elle a été obligée de reprendre une fois le traitement, parce qu'elle avait aperçu que sa vue diminuait. Le traitement a été suivi depuis le 15 mars 1830 jusqu'au 16 mai 1830, et repris un an après, pour être continué trois mois.

XII<sup>e</sup> *Observation.* — M. A., âgé de quarante-un ans, d'une constitution robuste mais lymphatique, a suivi notre médication depuis le 8 avril 1830, jusqu'au 15 juillet de la même année. Huit ans avant de venir nous voir, M. A., avait eu une céphalalgie périodique qui dura trois semaines; mais elle céda promptement à l'emploi du quinquina. A la suite de cette guérison survint la cataracte à un œil d'abord, le droit, ce dont le malade ne s'est aperçu que lorsque l'œil gauche s'est cataracté, parce qu'il éprouvait un sentiment de gêne dans cet œil avec un trouble dans la vision. Il eut alors l'idée de le fermer, mais quel fut son étonnement de ne plus y voir. Il se rappela alors d'avoir éprouvé un sentiment de gêne dans l'œil droit sans trouble de la vision, ce qui était arrivé probablement lorsque la cataracte était survenue; l'œil gauche étant dans son état normal alors, le trouble de la vision n'avait pas été sensible.

Après avoir fait tomber l'éréthisme, parce que nous supposions qu'une phlegmasie chronique avait été et la cause de la céphalalgie et celle de la cataracte, nous avons conseillé le régime fortifiant, le sirop diaphorétique étendu dans l'eau de riz, le chlore en petite quantité dans l'eau, la teinture d'iode et celle de brome alternativement, en surveillant les voies digestives avec la précaution de tempérer l'action des médicaments avec l'infusion de fleurs de mauve.

Nous avons obtenu la transparence complète du crystallin de l'œil gauche ; mais, à notre grand regret, le crystallin droit est resté opaque. Il serait possible qu'un traitement long-temps prolongé amenât une amélioration; mais le malade a perdu patience.

XIII<sup>e</sup> *Observation.* — M. P., âgé de soixante-neuf ans, d'un tempérament sanguin et lymphatique, ayant voyagé dans le nord de l'Europe pendant plus de quarante ans, atteint de douleurs rhumatismales depuis dix-huit ans, ayant essuyé une maladie grave à Kœnisberg, qui a eu deux mois de durée et que les médecins ont désigné sous le nom de fièvre *putride.* Les accès du rhumatisme ont été quelquefois précédés d'une céphalalgie intense ; son médecin avait l'habitude, pour le soulager, de lui faire appliquer quelques sangsues aux cuisses ou à l'anus toutes les années, de déterminer une révulsion avec la moutarde et de provoquer une évacuation alvine légère. Les eaux d'Aix en Savoie ont calmé un peu le rhumatisme qui a son siége principal dans les articulations.

M. P... est venu nous consulter le 20 avril 1830, pour ses yeux cataractés inégalement : le droit avait son crystallin complètement opaque, et le gauche permettait encore au malade de distinguer le jour d'avec la nuit d'une manière tout-à-fait confuse.

Au bout de quinze jours de notre traitement, Monsieur commençait à apercevoir facilement le jour, et un mois après il a pu faire sa partie de piquet. Mais ensuite l'amélioration dans sa vue marchait d'une manière si progressive, si lente, que, croyant que le traitement ne produisait plus rien, il a discontinué notre médication, guéri de son rhumatisme et les deux crystallins moins opaques.

XIVe *Observation.* — Mme D., âgée de soixante-douze ans, d'une faible constitution et très nerveuse, sujette à des douleurs de tête très violentes, ayant eu un rhumatisme, a été soumise à notre traitement depuis le 15 avril 1830 jusqu'au 20 juillet 1830, pour ses yeux cataractés depuis quatre ans, avec une inflammation chronique du bord des paupières, datant de plus de quinze années. Le sirop diaphorétique, un bon régime, quelques calmants, l'eau chlorurée légèrement, le charbon associé au sucre, et tous les deux ou trois jours une goutte de teinture d'iode dans une verrée d'eau sucrée, ont bientôt amené une amélioration sensible dans la vue, qui est allée croissant à mesure qu'on suivait notre médication.

XVe *Observation.*—Mme B., âgée de soixante-douze ans d'une grande susceptibilité nerveuse, sujette depuis long-temps à une céphalalgie intense, est venue réclamer nos soins pour ses yeux cataractés, l'un depuis huit ans, l'autre depuis une année ; son traitement a été commencé le 15 avril 1830, et continué jusqu'au 30 juillet 1830. A l'aide du régime fortifiant, du chlore, de l'iode et du carbone, nous avons obtenu la transparence complète du crystallin de l'œil droit dont la cataracte était moins ancienne, mais nos efforts ont été infructueux pour l'autre œil. Nous avons vu la malade dans le mois d'avril 1833, elle nous a assuré qu'elle y voyait assez pour vaquer à ses affaires.

XVI<sup>e</sup> *Observation.* — M. J. B., âgé de soixante-douze ans, d'une constitution débile, paraissant tout-à-fait caduc, venant de subir inutilement l'opération de la cataracte à l'œil gauche, affecté de cette maladie depuis trois ans ; à la suite de cette opération ayant été en proie à des douleurs atroces, s'est présenté chez nous le 17 avril 1830, a été soumis à notre médication immédiatement jusqu'au 15 juillet 1830, pour l'œil droit cataracté depuis un an. Après un mois d'un régime fortifiant, de l'usage de l'iode en teinture et du chlore dans l'eau, la figure de notre malade avait pris un aspect riant, ses forces étaient revenues et toute l'habitude de son corps avait un air de santé. L'œil qui avait été opéré paraissait moins fatigué, moins irrité, et l'autre dont le crystallin était déja plus transparent, permettait au malade de distinguer certains corps. Au bout de trois mois de traitement M. J. B., y voyait assez pour marcher sans guide.

XVII<sup>e</sup> *Observation.* — M<sup>me</sup> B. , âgée de soixante-cinq ans, les deux yeux cataractés, d'un tempérament nerveux et lymphatique, d'une sensibilité exquise , a été en traitement depuis le 19 avril 1830, jusqu'au 25 juillet 1830. Le régime analeptique, le chlore, le brome, l'iode et le carbone n'ont produit qu'une légère amélioration, attendu que le moral de la malade était affecté profondément.

XVIII<sup>e</sup> *Observation.* — M. G......., âgé de soixante-cinq ans, d'une constitution éminemment lymphatique, atteint de douleurs rhumatismales, depuis plus de vingt ans, à la suite d'une fièvre intermittente, a suivi notre médication du 20 avril 1830 jusqu'au 22 juillet 1830; le régime, le sirop diaphorétique, la teinture de brome et le carbone ont amené une amélioration considérable dans la vue; le crystallin de l'œil gauche est resté encore un peu opaque; mais celui de l'œil droit a repris toute sa transparence, (les deux crystallins étaient très opaques avant notre traitement), quoiqu'il fût le plus affecté.

XIX<sup>e</sup> *Observation.* — M. B..., âgé de soixante-quatre ans, tempérament lymphatique et sanguin, le 26 avril 1830 était affecté de cataracte aux deux yeux; il y a huit ans qu'il était en proie à un rhumatisme articulaire qui va toujours croissant en intensité; depuis cinq ou six ans sa vue, qui était excellente, a décliné; mais l'œil gauche était plus faible; la cataracte s'est manifestée des deux côtés à la fois; l'œil droit, quoique le meilleur, a été affecté d'une manière plus intense, c'est-à-dire, que la maladie a eu une marche plus rapide, au point que le malade n'y voyait presque plus de cet œil, tandis que de l'autre il pouvait à peine se conduire; après trois mois de notre traitement habituel, ses deux crystallins sont devenus moins opaques , et quoique leur diaphanéité ne fût pas complète, le malade a recouvré assez de vue pour reprendre ses occupations habituelles.

XX<sup>e</sup> *Observation*. — M. X., âgé de quarante-trois ans, d'un tempérament sanguin et lymphatique, ayant joui d'une bonne santé jusqu'à l'âge de trente-deux ans, époque à laquelle il fut atteint de douleurs rhumatismales; cette maladie fut traitée d'abord par des évacuations sanguines, des bains de vapeur et les sudorifiques; ces divers moyens, loin de soulager le malade, n'avaient fait qu'exaspérer le mal. On eut recours ensuite à la diète lactée et à la tisane de saponaire; ce nouveau traitement apporta bientôt un soulagement aux souffrances du malade; mais la guérison n'était point complète, puisque le malade était toujours en proie à un rhumatisme qui avait son siège tantôt au bras droit, tantôt à la cuisse gauche et au genou droit; ces douleurs , qui étaient errantes, se fesaient sentir lorsqu'il survenait quelques variations dans l'atmosphère. C'est dans cet état, et après nous avoir donné ces détails que nous l'avons soumis à la médication suivante : un régime doux , composé surtout de végétaux et de viandes blanches, une tisane émolliente, des lavements avec la décoction de mauve, ont suffisamment préparé le malade pour nous permettre de lui faire prendre , matin et soir, une cuillerée à bouche de sirop diaphorétique, et d'augmenter la dose d'une cuillerée tous les huit ou dix jours, jusqu'à cinq à six cuillerées par jour , bien entendu que le malade évitait avec le plus grand soin l'humidité et le froid pendant la durée du traitement.

Ce n'est qu'après un mois de cette médication, que le malade s'est trouvé mieux ; mais elle a été continuée pendant quatre mois et demi pour obtenir le rétablissement complet du malade,

XXIe *Observation*. — M. P., âgé de quarante-sept ans, d'un tempérament sanguin et lymphatique, éprouvant des douleurs dans les articulations des genoux et des pieds, ainsi que dans la région lombaire, avec tuméfaction des parties sans changement de couleur à la peau, les mouvements des membres inférieurs étaient extrêmement douloureux, le sommeil était presque nul ; l'usage du sirop diaphorétique, la tisane de gaïac, quelques gouttes de laudanum pendant la nuit, ont bientôt calmé les douleurs du malade, et après deux mois de ce traitement, à l'exception du laudanum, qui n'a été administré que les huit premiers jours, le malade a été parfaitement rétabli.

Plus de soixante personnes affectées de rhumatisme ont été traitées par une médication analogue, sans qu'aucune ne se soit ressentie de la moindre douleur depuis son traitement.

Le sirop diaphorétique, l'iode et ses diverses préparations, un régime fortifiant, un air renouvelé et chargé de lumière, sont la base du traitement des ophthalmies scrofuleuses qui atteignent si souvent les enfants ; nous insistons sur l'importance d'une atmosphère pure, l'hématose s'effectuant bien mieux dans un air pur et sec, que dans ce milieu, lorsqu'il est humide ; et c'est ce qui a donné l'idée aux Chinois de vendre l'air qu'ils vont chercher sur les hautes montagnes : ils en remplissent des ballons qu'ils portent ensuite dans les marchés.

XXII<sup>e</sup> *Observation.* — M. P., élève en pharmacie, ayant souvent les deux conjonctives enflammées, atteint d'une ophthalmie scrofuleuse et portant au cou plusieurs cicatrices provenant d'abcès scrofuleux ; sa vue est trouble, ses yeux sont très sensibles à la lumière; il lui semble que ses yeux sont remplis de gravier; la sclérotique et la cornée sont couvertes de vaisseaux injectés et rouges ; le malade pour éprouver moins de douleurs, ferme les yeux. Nous fesons d'abord placer sur les yeux fermés, une bande de taffetas vert pour intercepter les rayons solaires ; ensuite nous ordonnons une cuillerée à bouche, matin et soir, de sirop diaphorétique, une goutte ou deux de teinture d'iode dans une verrée d'infusion de fleurs de mauve, un régime fortifiant, composé de viandes noires roties, la bière pour boisson. Le traitement a été commencé le 7 mai 1831, et continué pendant trois mois; les quinze premiers jours, l'amélioration était peu sensible, le vingtième jour les yeux étaient encore rouges; mais ils étaient moins sensibles à la lumière, et le taffetas qui les recouvrait a été mis de côté; après un mois de traitement, l'appétit était diminué, malgré l'usage de l'iode qui, selon nous, le provoque d'une manière remarquable; nous donnâmes alors un purgatif pour ranimer l'activité digestive.

Dans le cours de ce traitement, nous avons été

forcé de recourir trois fois aux purgatifs pour détruire l'anorexie ; M. P. , nous a dit que depuis son traitement , sa vue est meilleure, et qu'il ne s'est jamais si bien porté.

XXIII^me *Observation.* — M. B. , âgé de neuf ans, avait, à la suite d'une variole confluente, une tache d'un blanc grisâtre sur chaque cornée transparente ; celle de l'œil droit, placée au centre, obstruait le passage de la lumière, de manière que le malade n'apercevait la lumière que par les côtés et en haut ; et la tache ou le nuage de l'œil gauche n'occupait que le tiers supérieur de la cornée, ce qui permettait au malade d'y voir assez pour suivre ses études. M. B. prenait le matin en se levant une cuillerée à bouche de sirop diaphorétique, et le soir en se couchant une goutte de teinture d'iode dans une demi-verrée d'eau sucrée.

Les yeux de cet enfant, qui, à ces deux taches près, étaient dans leur état normal, furent lavés plusieurs fois par jour durant le traitement avec un collyre composé de quatre onces d'eau distillée, deux grains d'acétate de morphine et un gros d'alcohol. La transparence des deux cornées est survenue insensiblement et progressivement ; cette médication a duré six mois.

Un grand nombre d'enfants atteints d'ophthalmie scrofuleuse ont été soumis à cette médication en proportionant les doses du sirop et de l'iode selon l'âge, la force ou la faiblesse de chaque sujet ; nous avons donné en même temps le lait ou la bière pour boisson.

La durée de chaque traitement, en prenant la

moyenne proportionelle , a été de deux mois et demi. Nous avons remarqué que la guérison était plus prompte, lorsque l'enfant habitait la campagne.

Dans la conviction où nous sommes que nos travaux doivent avoir la plus heureuse influence sur le traitement des maladies des yeux, particulièrement de la cataracte, de l'ophthalmie scrofuleuse, du rhumatisme, etc., il est de notre devoir de ne négliger aucun moyen d'en répandre la connaissance.

Nous engageons les hommes de l'art à vérifier les faits, à faire de nouvelles tentatives en suivant notre doctrine, à examiner sans prévention, sans suffisance, les résultats qu'ils obtiendront par notre nouveau mode curatif d'un grand nombre de maladies de l'œil et du rhumatisme; nous ne doutons pas qu'à l'aide de notre méthode on ne parvienne aussi à obtenir la guérison de certaines maladies contre lesquelles la médecine a été impuissante jusqu'à ce jour. Outre les considérations physiologiques que nous avons rapportées pour appuyer les faits que nous avons avancés, il n'est pas même nécessaire d'avoir étudié la médecine pour comprendre et apprécier aussi bien que le médecin l'influence des aliments, des boissons, de la température, du tempérament, du climat, des affections, des passions, des médicaments, etc., sur le traitement d'une maladie. Qu'on ne soit donc pas surpris des cures que nous avons faites ! nous avons mis à profit l'influence de certains médicaments très actifs et du régime, toujours en suspendant notre médication, lorsque le malade en éprouvait la moindre fatigue , d'autant plus que nous avons pour maxime qu'un traitement est plus efficace , si le malade ne ressent aucune perturbation dans son organisme, et que son rétablissement est plus sûr quand la guérison arrive sans secousse, sans trouble , et , pour ainsi dire , naturellement.

Nous aurions pu donner un plus grand nombre d'observations ; mais , afin de ne pas fatiguer l'attention de nos lecteurs et abuser en même temps de leur confiance , nous nous sommes bornés seulement à faire connaître celles qui ont offert le plus de différence, soit dans la maladie, soit dans les symptômes, soit dans le traitement , pensant qu'on nous saura gré d'avoir évité, autant qu'il nous a été possible , les répétitions et les redites.

L'ignorance, les préjugés, l'envie et la mauvaise foi s'efforceront d'attaquer notre doctrine , non seulement par la raison qu'on n'aura pas assez d'instruction pour la comprendre, mais encore par cela seul que nous y avons pensé le premier, ou à cause de la nouveauté de l'entreprise. Nous ne devons point nous formaliser de toutes ces clabauderies dans notre siècle ; il y a trop d'instruction pour craindre l'injustice des hommes , lorsqu'on peut d'avance compter sur l'appui et l'autorité des savants, un auteur ne devant s'attacher qu'à publier une vérité sans craindre l'ignorance et la mauvaise foi. Nous pouvons présager au praticien instruit que notre nouvelle médication le mettra à même de surmonter beaucoup d'obstacles en médecine, sans lui dissimuler qu'elle pourrait devenir dangereuse dirigée par une personne étrangère à l'art de guérir.

Nous affirmons aussi qu'un malade qui a une cataracte commençante, s'il est soumis à notre traitement, ne deviendra jamais aveugle, et que la maladie sera, sinon guérie complètement, au moins enrayée, de telle sorte que le sujet pourra lire et écrire avec facilité; qu'enfin notre traitement contre la cataracte a toujours été d'un effet avantageux, quelle qu'ait été la nature de la cataracte.

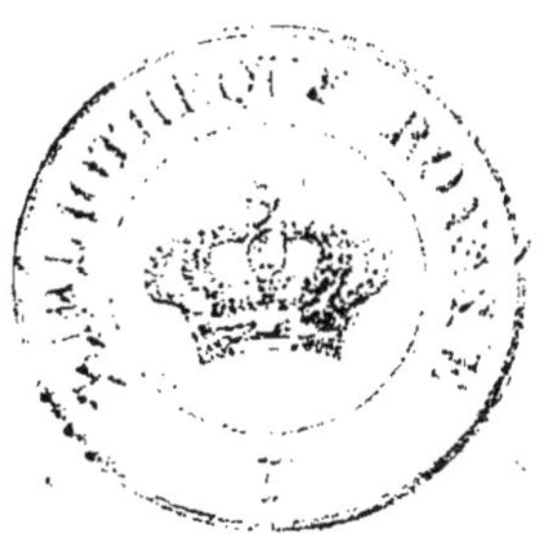